W0345589

Fibromyalgie

Bibliografische Information der Deutschen Nationalbibliothek
Die Deutsche Nationalbibliothek verzeichnet diese Publikation in der Deutschen Nationalbibliografie; detaillierte bibliografische Daten sind im Internet über http://dnb.d-nb.de abrufbar.

Dr. med. Eberhard J. Wormer
Fibromyalgie
Die Schmerzkrankheit erkennen und erfolgreich behandeln
1. Auflage Sept. 2014
ISBN 978-3-86374-171-6

Mankau Verlag GmbH
Postfach 13 22, D – 82413 Murnau a. Staffelsee
Im Netz: www.mankau-verlag.de
Internetforum: www.mankau-verlag.de/forum

Genehmigte Lizenzausgabe der Verlagsgruppe Weltbild GmbH

Cover/Umschlag: Andrea Barth, Guter Punkt GmbH & Co. KG, München
Gestaltung Innenteil: Dr. Alex Klubertanz, Garmisch-Partenkirchen
Bildnachweis: alle Abbildungen aus dem Bildarchiv des Autors (mit Ausnahme von Seite 69: © Alexilus – Fotolia.com/Bearbeitung Mankau Verlag; und Seite 47: Mankau Verlag GmbH))
Druck: Westermann Druck Zwickau GmbH, Zwickau/Sachsen

FSC www.fsc.org
MIX
Papier aus verantwortungsvollen Quellen
FSC® C110508

Wichtiger Hinweis des Verlags:
Die Informationen und Ratschläge in diesem Buch sind sorgfältig recherchiert und geprüft worden. Dennoch erfolgen alle Angaben ohne Gewähr. Weder Autor noch Verlag können für eventuelle Nachteile oder Schäden, die aus den hier erteilten praktischen Hinweisen resultieren, eine Haftung übernehmen. Die vorgestellten Hilfestellungen und Therapievorschläge sollen den Besuch beim entsprechenden Facharzt, Psychologen oder Heilpraktiker nicht ersetzen, sondern ergänzen.

DR. MED. EBERHARD WORMER

Fibromyalgie

Die Schmerzkrankheit erkennen und erfolgreich behandeln

Haben Sie Fragen an Dr. med. Eberhard J. Wormer?
Anregungen zum Buch?
Erfahrungen, die Sie mit anderen teilen möchten?

Nutzen Sie unser Internetforum:
www.mankau-verlag.de

mankau

Inhalt

Vorwort

„Ein für den Schmerz fühlloser Mensch wäre ein ebenso kontradiktorischer Begriff, als ein unsterblicher Mensch.“ *Voltaire*

Leiden gehört zur menschlichen Befindlichkeit, *conditio humana.* Aber muss es gerade ein so rätselhaftes wie hartnäckiges Schmerzleiden wie Fibromyalgie sein? Ein Leiden, das bis heute viele Fragen aufwirft: Warum ich? Warum peinigt mich unberechenbarer Schmerz? Warum diese Angst, Schlaflosigkeit, Erschöpfung und Zermürbung? Warum glaubt man mir nicht? Warum sind viele Ärzte so hilflos? Warum hilft keine Medizin? Gibt es einen Ausweg aus dem Labyrinth der Schmerzen und Beschwerden? Was hilft wirklich?

> Fibromyalgie, ein Leiden, das bis heute viele Fragen aufwirft: Warum peinigt mich dieser Schmerz? Warum diese Angst, Schlaflosigkeit, Erschöpfung und Zermürbung?

Ja, es stimmt. Der ganze Mensch leidet, wenn die unerklärliche Schmerzkrankheit von ihm Besitz ergreift. Es ist, als ob im Inneren eine Schmerzmaschine ein quälendes Eigenleben entwickelt hat. Eine Höllenmaschine, die Teufelskreise von Angst und Schmerz, Erschöpfung und Depression, Rückzug und Isolation, von Zweifeln und Verzweiflung antreibt. Man möchte Sand in ihr Getriebe streuen. Man möchte sie zum Stillstand bringen.

Das vorliegende Buch befasst sich einmal mehr mit den ungelösten Fragen zur Fibromyalgie. Es versucht, Antworten darauf finden, was der Schmerz und speziell die Schmerzkrankheit sein könnten, was die Ursachenforschung herausgefunden hat, wie man Fibromyalgie erkennt und behandeln kann. Einige Antworten treffen sicher zu: Das Fibromyalgie-Syndrom existiert wirklich; Fibromyalgie ist keine genuin organische oder psychische Erkrankung; es gibt keine einfachen und schnellen Lösungen für schmerzkranke Menschen.

Wenn Sie selbst Betroffener sind, werden Sie in diesem Buch vieles finden, was Sie bereits wissen. Und es ist durchaus möglich, dass Sie auf manchen Gebieten mehr wissen als der Autor dieses Buches. Dann sind Sie bereits auf dem Weg, der nach aktuellem Wissensstand die bestmögliche Strategie gegen die Schmerzkrankheit ist: Sie helfen sich selbst. Tatsächlich betonen die FMS-Leitlinien der deutschen Schmerzexperten den hohen Stellenwert, der der Eigeninitiative und Beharrlichkeit der Patienten zukommt. Es wird kein schneller Sieg über die Schmerzkrankheit möglich sein. Aber es gibt berechtigte Hoffnung, dass mit kleinen Etappensiegen und durch Überwindung kleinerer Niederlagen Fortschritte in Richtung einer besseren Lebensqualität erzielt werden können. In jedem Fall sollten Sie von der Medizin und von Ärzten nicht allzu viel Hilfe erwarten. Für Hunderttausende Schmerzkranke stehen hierzulande nur wenige Ärzte und Einrichtungen zur Verfügung, die eine fundierte Schmerztherapie anbieten können.

In diesem Buch finden Sie Informationen zur Geschichte der mysteriösen Schmerzkrankheit, Theorien, Fakten und Fiktionen zur Fibromyalgie sowie eine Darstellung von Symptomen und Funktionsstörungen. Darüber hinaus werden medizinische Therapie- und Selbsthilfekonzepte vorgestellt. Eine wichtige Rolle spielen die aktuellen FMS-Leitlinien (2012). Dabei steht vor allem die Diskussion über die Wirksamkeit der Behandlungsangebote im Vordergrund. Naturgemäß setzen Schmerzkranke alles daran, ihren unerträglichen Zustand zu verbessern, weshalb nicht alle Therapien berücksichtigt werden können. Die Auswahl im vorliegenden Buch beschränkt sich auf die in Bezug auf Wirksamkeit und Anwendung am besten untersuchten Maßnahmen.

So viel ist sicher: Die erfolgreiche Therapie der Fibromyalgie ist eine individuell für Sie maßgeschneiderte Therapie. Sie selbst sind die erste Instanz für Therapieentscheidungen. Der Sieg über die Schmerzkrankheit wird darin bestehen, niemals nachzulassen, sie zu bekämpfen.

Dr. med. Eberhard J. Wormer

Leitmotiv Schmerz

Das sind die zentralen Fragen: Was ist Schmerz, was könnte er sein, was könnte er bedeuten? Solche Fragen kann nur der schmerzgeplagte Mensch selbst beantworten. Er allein ist der Experte. Dennoch haben Künstler, Philosophen und Wissenschaftler versucht, das Phänomen Schmerz darzustellen und zu ergründen. Chronischer Schmerz bleibt ein zerstörerisches Phänomen. Und doch gibt es Hoffnung.

Schmerz ist privat. Schmerzen sind Privatsache. Nur die Person, die vom Schmerz betroffen ist, leidet qualvoll. Niemand sonst kann wirklich nachempfinden oder sicher wissen, wie groß dieses Leid ist. Und doch ist Schmerz sinnvoll und lebenswichtig: Das Warnsignal schmerzvoller Empfindung wird durch einen körperlichen Reiz produziert und ist Hinweiszeichen auf drohende Gefahren für Leib und Leben, die es schleunigst zu beseitigen gilt. Ohne Schmerzgefühl wären wir Angreifern jeder Art und tödlichen Verletzungen ausgeliefert. Wir könnten nicht lange überleben. Was geschieht aber, wenn das komplizierte System der Schmerzempfindung aus den Fugen gerät? Was geschieht mit uns, wenn Störungen der Schmerzverarbeitung auftreten? Was geschieht, wenn man überhaupt keine Schmerzen empfinden kann oder von Dauerschmerzen gepeinigt wird? Wie entstehen solche Störungen? Gibt es Abhilfe?

All diese Fragen stellen sich Menschen mit chronischen Schmerzzuständen immer wieder. Und sie suchen verzweifelt nach Antworten. Sie sind gezwungen, Tag für Tag mit Schmerzen zu leben, deren zermürbende Wirkung anderen verborgen bleibt, deren elende Wahrheit von anderen angezweifelt wird und deren Prognose ungewiss ist. Solche Fragen stellen sich Menschen, die an chronischen Schmerzen unbekannter Ursache leiden: Fibromyalgie oder FMS (Fibromyalgie-Syndrom).

Der private Schmerz

„Alles am Schmerz ist subjektiv, nichts ist messbar. Was wir nicht persönlich empfunden haben, können wir uns kaum vorstellen, und was uns die Leidenden sagen, richtet sich nur an unsere Einbildungskraft: Ihr Schmerz brennt sie, er ist wie ein feuriges Eisen, das in ihrem Fleische bohrt. Er zerreißt sie mit einer Zange. Er dreht ihre Nerven um. Er ist wie ein Hundebiss, der etwas herausreißt. Wir begreifen die Dauer dieser Hölle nicht, und wenn wir Genaueres erfahren wollen, so gelingt es dem Kranken nicht, über diese Worte hinauszugehen.“ *René Leriche*

Was ist Schmerz?

Jeder glaubt zu wissen, was Schmerz ist. Versucht man das Schmerzphänomen zu definieren, zeigt sich rasch, dass dieses Unterfangen schwieriger ist als vermutet. Es handelt sich offenbar um eine sehr komplexe Empfindung.

Der Mediziner H. C. Busch versuchte, dieser Komplexität gerecht zu werden: „Schmerz hat in der Form gesteigerten Bewusstseins einerseits Wahrnehmungscharakter, andererseits hat er im Schmerzverhalten, zum Beispiel durch Abwehrbewegungen, einen Willensaspekt. Im Wesentlichen ist Schmerz jedoch ein Gefühlsprozess, ein so starkes Gefühl, dass es auch zu Veränderungen der Atmung und des Kreislaufs kommen kann." (2002) Körperlicher Schmerz ist demnach vielfältig und ambivalent: Wahrnehmung, Empfindung, Gefühl, Abwehrreaktion, physiologische Funktionsveränderung. Schmerz ist multidimensional und vielgestaltig.

Der Philosoph C. Grüny bezeichnet Schmerz als „zerstörte Erfahrung": Mit Schmerz ist nichts anzufangen (... und doch kann man ihn nicht ignorieren). Schmerz ist der Inbegriff des Negativen und Widrigen (... und doch muss man etwas gegen ihn unternehmen). Schmerz ist unproduktiv und destruktiv (... und doch provoziert er Reaktionen). Schmerz ist nicht sinnvoll (... und doch aktiviert er Sinnsuche und Schuldzuweisung). Mit einem Wort: Schmerz ist inakzeptabel!

Mit Sinn- und Bedeutungsfragen, mit Schuldzuweisungen oder Psychologisierung oder Moral ist unerklärlichen Schmerzzuständen nicht beizukommen. Es gibt keinen zornigen Gott, der dem Individuum die schmerzvolle Strafe aufbürdet. Ebenso wenig sind die Sturmflut und das Erdbeben vom christlichen, jüdischen oder islamischen Gott verhängte Strafurteile für Ungläubige und Sünder. Die Frage „Warum leide gerade ich an Schmerzen?" ist nicht zu beantworten. Sie ist falsch gestellt. Schmerz und Leidensfähigkeit sind Zustands- und Erfahrungsmöglichkeiten jedes Menschen. Sie kennzeichnen die humane Befindlichkeit.

Akuter und chronischer Schmerz

- Akuter Schmerz ist ein lebenswichtiges Warnzeichen, das vor körperlichen und auch psychischen Risiken schützt. Schmerz tritt beispielsweise unmittelbar bei Verletzungen, als Zahn-, Bauch-, Kopfschmerzen, als Muskelkater, bei Verbrennungen, extremer Hitze, Kälte oder Lautstärke auf. Die Schmerzen sind meist zeitlich und örtlich begrenzt. Sie verschwinden, wenn man die Ursache der Schmerzen beseitigt oder Störungen behandelt. Und manchmal verschwinden Schmerzen so plötzlich, wie sie gekommen sind.
- Chronischer Schmerz kann sich aus akutem Schmerz entwickeln, Wochen oder Monate anhalten, sich schubweise verstärken oder abschwächen, lokalisiert oder

im Körper ausgebreitet auftreten. Lässt sich keine Ursache finden, die man beseitigen kann, ist der Schmerz selbst die Krankheit. Chronischer Schmerz führt zu komplexen Veränderungen in wichtigen Körpersystemen (Hormone, Nervensystem, Kreislauf, Motorik) und zu Anpassungsvorgängen an die vermeintliche Dauerbedrohung, die in der Regel stressbedingte Funktionsstörungen und schwer beeinflussbare Beeinträchtigungen nach sich zieht.

Die schmerzhafte Erfahrung

Betrachtet man die eigene Alltagserfahrung, so wird jeder Mensch, der Schmerz erleidet, bestätigen, dass er Schmerz als „negativ", widrig und als Bruch seiner bisherigen „Normalität" im bislang schmerzfreien Körper erlebt. Schmerzhafte körperliche Erfahrung trifft das Individuum in der Regel unvorbereitet. Dieses „Getroffenwerden" vom Schmerz wird eine ohnmächtige Reaktion der unmöglichen Flucht oder vergeblichen Rückzugsbewegung hervorrufen. Davon zeugt der Ausdruck des Leidens. Da man dem eigenen Schmerz nicht entfliehen kann, wird er nach und nach die Aufmerksamkeit vollständig auszufüllen suchen. Schmerz totalisiert. Und mit zunehmender Stärke der Schmerzen wird der Mensch sich gezwungenermaßen auf ihn konzentrieren müssen: Die Außenwelt verliert an Bedeutung, die innere Dominanz des Schmerzerlebens verstärkt sich. Der Betroffene erlebt sich mehr und mehr als Gefangener seiner schmerzhaften Welt. Entwickelt sich akuter Schmerz zur Schmerzkrankheit, droht aus der Störung eine allmähliche Zerstörung des Individuums zu entstehen. Ein Bruch mit allem, was zuvor als normales menschliches Leben gelten konnte. Man denke an die Folter.

Schmerzerfahrung bleibt immer an den materiellen Körper gebunden. Schmerz steckt im Fleisch. Dass Schmerz eine biologisch sinnvolle Erfahrung ist, wurde von klugen Köpfen tatsächlich angezweifelt: Fluchtreflexe oder vegetative Reaktionen auf Verletzung mögen biologisch sinnvoll sein – nicht aber die chaotische Schmerzreaktion mit Auflösung sensomotorischer Strukturzusammenhänge, Zerfall und Apathie. Und immer wenn der Mensch vom Unerklärlichen und „Sinnlosen" getroffen wird, gibt es Erklärungs- und Sinngebungsversuche: Götter bestrafen die Schuld des Menschen, Schmerz und Gewalt werden zivilisatorisch glorifiziert. Schuldgefühle sind im christlich-jüdischen Kulturkreis omnipräsent. Schmerz ist Strafe.

Eine der wenigen spezifischen Beschreibungen der Schmerzerfahrung, die Allgemeingültigkeit beanspruchen, ist die medizinische Schmerzdeutung. Aber für den Schmerzkranken ist eine solche Festlegung problematisch: Er kann zwar auf Erklärungsangebote der Medizin mit Therapie- und Heilungsversprechen zurückgreifen, dennoch werden die Angebote nicht der subjektiven Schmerzerfahrung gerecht. Der Patient weiß mehr über den eigenen Schmerz als jeder Arzt. Alternativen zur medizinischen Sichtweise sind aber kaum zugelassen.

„Bin ich es noch, der da unkenntlich brennt?"
Rainer Maria Rilke

Die schmerzhafte Empfindung

Die wissenschaftliche Erkenntnistheorie, Wahrnehmungspsychologie und -physiologie begreifen Schmerz als Empfindung. Schmerzrezeptoren und -reize sind am Schmerzgeschehen beteiligt. Sie verstärken sich proportional zur Intensität des Verletzungsreizes und lassen mit der Abheilung nach. Ein solches Modell erklärt aber weder die Beschwerden der Trigeminusneuralgie noch den chronischen Schmerz bei Fibromyalgie.

Im Jahr 1965 stellten Melzack und Wall die Theorie der „Schmerzschwelle" (Gate-control-Theorie) auf: Im Hinterhorn des Rückenmarks soll es eine Art „Schranke" geben, die Empfindungssignale passieren lässt, filtern oder blockieren kann. Dieses Modell war lange sehr populär, hat sich aber als unzureichend erwiesen. Auch ein Schmerzzentrum im Gehirn, etwa analog zum Sehzentrum, ist bislang nicht gefunden worden. Die aktuelle neurophysiologische Forschung geht davon aus, dass an der Schmerzempfindung das gesamte zentrale Nervensystem beteiligt ist und dass die Lernfähigkeit des Gehirns (Neuroplastizität) ein wesentlicher Mechanismus der Schmerzverarbeitung ist. Die Fähigkeit, jede Art von Lernprozessen zu vollziehen und „im Fleisch zu speichern".

Schmerzempfindungen sind philosophisch-abstrakt oder naturwissenschaftlich schwer zu fassen. Am besten ist Schmerz als prominente Wahrnehmung im Kontinuum der Empfindungen zu verstehen. Er ist eine besondere „Farbe" im Spektrum des Berührungsempfindens, im Extremfall Lust oder Schmerz. Die Empfindungsqualität reicht von kaum merklich bis unerträglich. Schmerz ist eine dem Individuum zugehörige einzigartige Empfindung.

Ist das Erlebnis des Schmerzes ein Gefühl oder eine Empfindung? Diese Frage versuchten Psychologen und Psychiater zu ergründen. Ein Gefühl ist nicht nur ein passiver Zustand, sondern bringt den Menschen in Bewegung: Wenn Schmerzen auftreten, wird der Mensch aktiv versuchen, die Ursache zu beseitigen. Er wird nach Wegen suchen, um sie loszuwerden. In diesem Sinne wäre Schmerz mehr als bloße Sinnesempfindung. Er wäre eine „Leistung" des Organismus.

Die Philosophen Bergson und Klages betrachten Empfindung und Gefühl als unterschiedliche Prozesse: Empfindung wird demnach dem körperlich lokalisierbaren Erlebnis von Widerstand, Intensität, Druck und Gegendruck zugeordnet, während Gefühl in der metaphysischen Seele existiert. Die gefühlte Unlust des Schmerzes ist Ausdruck der Ohnmacht des leidenden Menschen und von der Schmerzhaftigkeit selbst zu unterscheiden. Schmerz erzeugt bei Mensch und Tier gedrückte Stimmung (Depression) und Fluchtneigung. Man entgeht aber dem Schmerz nicht. Er brennt, durchbohrt und sticht das Fleisch. Es bleibt nur der Aufschrei.

Auch der Philosoph Kant geht von einem Kontinuum der Schmerzempfindung aus, deren Sinnhaftigkeit mit der Stärke des Gefühls variiert: „Je stärker die Sinne, bei eben demselben Grade des auf sie geschehenen Einflusses, sich affiziert zu fühlen, desto weniger lehren sie. Umgekehrt: Wenn sie viel lehren sollen, müssen sie mäßig affizieren." Je stärker das Gefühl schmerzvollen Leidens ist, desto sinnloser wird es empfunden.

Vokabular Schmerz

Eine Einführung in die medizinische Diagnostik aus dem Jahr 1610 des Arztes Theodor Majus (May) listet folgende Schmerzqualitäten auf:
„Juckend, scharf, prickelnd, stechend, klopfend, beißend, fressend, dehnend, streckend, drückend, pressend, stoßend, durchstechend, durchbohrend, schwimmend, mit Spannungsverlust verbunden, durch Schweregefühl gekennzeichnet, hüpfend, laufend, durch große Kälte gekennzeichnet, Erschöpfungsschmerzen."

Der schmerzvolle Ausdruck

Laokoon gilt als Ikone des schmerzvollen Ausdrucks. Er war Priester des Apollon und des Poseidon in Troja, das die Griechen zehn Jahre erfolglos belagerten. Nach Abzug der Griechen blieb ein großes hölzernes Pferd vor Trojas Mauern zurück.

Laokoon warnte vor einer List der Griechen und mahnte die Trojaner vergebens zur Vorsicht. Als Laokoon in Begleitung seiner Söhne am Meeresstrand ein Stieropfer zu Ehren Poseidons darbrachte, kamen zwei Schlangen über das Meer und griffen an: Die Schlangen verketteten die Leiber des Priesters und seiner Söhne, bissen den jüngeren Sohn in die Brust und den sich vor Schmerz aufbäumenden Laokoon in die Hüfte. Sie umschlangen den älteren Sohn und töteten alle drei. Die Laokoon-Gruppe ist eine virtuose Skulptur der rhodischen Künstler Athanadoros, Hagesandros und Polydoros der klassichen Antike. Im Antlitz des Laokoon verbinden sich der seelische Schmerz des Vaters angesichts seiner tödlich bedrohten Kinder und der extreme physische Schmerz des Individuums im Todeskampf.

Schmerz und Qual sind auch Hauptthemen der Selbstporträts der mexikanischen Malerin Frida Kahlo (1907–1954). Als moderne dramatische Selbstdarstellung des schmerzvollen Ausdrucks gilt das Bild „Die gebrochene Säule", entstanden kurz nach einer Rückenoperation. Es erzeugt eine fast unerträgliche Spannung durch die Betrachtung der Bewegungsunfähigkeit dieser in ein orthopädisches Stützkorsett gezwängten Frau, deren nackte Haut mit Nägeln gespickt ist. Der dargestellte Körper ist in der Mitte aufgerissen, zeigt eine mehrfach gebrochene ionische (Wirbel)Säule von fragiler Stabilität.

Die dargestellte Person befindet sich inmitten der Einsamkeit einer bedrückend wirkenden trostlosen Landschaft des Leidens. Obwohl Tränen über ihre Wangen rinnen, präsentiert sich Frida Kahlo in majestätischer Würde, aufrecht, unbeugsam, klaglos. Sie verzieht keine Augenbraue. Als ob sie uns sagen wollte: Ich werde niemals aufgeben, ich werde kämpfen!

Der schmerzvolle Ausdruck hat zwei Aspekte: vegetative Veränderung im Rahmen einer „Notfallreaktion" (erhöhte Pulsfrequenz, Adrenalinausschüttung, erhöhte Muskelspannung, Erregung) und Appellcharakter (Bewegungen, Aufschrei). Zudem gibt es kulturelle Unterschiede: Die in der indianischen Kultur verwurzelte Künstlerin Frida Kahlo verzieht keine Miene, nur die Tränen kann sie nicht aufhalten. Der Laokoon der antiken Hochkultur zeigt die schmerztypischen Kontraktionen der Gesichtsmuskulatur. Dem chronisch Schmerzkranken der Moderne fehlt häufig jeder körperliche oder verbale Ausdruck für die Schmerzen, die ihn peinigen. Das stumme Leiden der Betroffenen wird kaum von der Außenwelt registriert. Die flehende Bitte um Hilfe, die Bestätigung und Anerkennung des Leidens fallen meist aus.

Der schmerzkranke Mensch

Chronische Schmerzen wirken zerstörerisch auf den ganzen Menschen. Der eigene Bewegungsspielraum wird eingeschränkt. Die Welt schrumpft. Die Wahrnehmung der Realität verändert sich, stimmt nicht mehr mit der Wahrnehmung Außenstehender überein. Eine unüberwindliche Mauer trennt den Schmerzkranken vom Rest der Welt. Chronischer Schmerz verringert auf diffuse Weise die Aktivität des Betroffenen. Raum und Zeit verengen sich. Soziale Beziehungen und Kommunikation schwinden.

Ein Schmerzkranker kann nicht ununterbrochen den schmerzvollen Ausdruck zeigen, der ihm das Mitgefühl seiner Umgebung verschaffen würde. Gerade deshalb zweifelt man an der fühlbaren Existenz seiner Schmerzen. Man wird die Bitte um Schonung ignorieren und versucht sein, ihn als Simulanten hinzustellen. Der schmerzkranke Mensch hat keine Wahl. Er kann seinem Zustand nicht ausweichen, er kann das Unerträgliche nur fatalistisch akzeptieren.

Für den FMS-Patienten ist der Schmerz endlos. Er schwankt in der Intensität, wandert im Körper, kann schubweise kommen und gehen. Er kann so unerträglich werden, dass normale Lebensaktivität zur qualvollen Unmöglichkeit wird. Der Albtraum des FMS-Patienten ist zudem die Gewissheit, dass er zwar hier und da seine Beschwerden günstig beeinflussen kann – aber der Schmerz kann immer wieder alle Bemühungen und Erfolge zunichtemachen.

Schmerzkranke müssen ständig mit erneut einsetzenden heftigen Schmerzen rechnen. Es bleibt nur die Hoffnung auf schrittweise Linderung. Das chronische Schmerzsyndrom gehört zu den größten ungelösten Rätseln der Medizin.

Ein schmerzkranker Mensch, der zum Gefangenen seiner Schmerzerfahrung geworden ist, wird sich mit der Zeit über sein Schmerzsyndrom definieren. Mediziner haben dann häufig das Etikett „Schmerzpersönlichkeit“ zur Hand. Fehlt eine Diagnose oder wird das vorliegende Problem gar geleugnet, wird der Betroffene noch stärker in die soziale Isolation getrieben. Widersprüchliche Aussagen der Ärzte verunsichern die Selbstwahrnehmung. Das Leiden nimmt zu. Und vielleicht beginnt der Betroffene, seiner eigenen realen Schmerzempfindung zu misstrauen und den inneren Rückzug anzutreten. Die Außenwelt teilt seinen Schmerz nicht. So wird die unerklärliche Schmerzkrankheit zum namenlosen Übel, zur Illusion oder böswilligen Täuschung degradiert.

Das sinnlose Symptom

Der französischen Chirurg René Leriche (1879–1955) hielt nicht viel vom diagnostischen Stellenwert des Schmerzes: „Für die Ärzte, die in Berührung mit den Kranken leben, ist der Schmerz nur ein zufälliges, verdrießliches, beschwerliches, oft schwer zu unterdrückendes Symptom, das aber meist keinen großen Wert hat, weder für die Diagnostik noch für die Prognose. Die Zahl der Krankheiten, die er aufdeckt, ist sehr niedrig, und als ihr Begleiter dient er häufig nur dazu, uns zu täuschen." Allerdings war Leriche davon überzeugt, dass es die Schmerzkrankheit geben müsse: „Dagegen scheint er bei einigen chronischen Zuständen die ganze Krankheit zu sein, ohne den diese nicht existieren würde."

Wenn wir das Universum des Patienten mit chronischen Schmerzen betrachten, bemerken wir eine Ähnlichkeit mit dem Reich der Albträume.

Leriche sprach dem Phänomen Schmerz jeden Sinn ab und appellierte an seine Kollegen, ihr Bestes zu geben, ihn zu lindern oder zu beseitigen: „Schmerz ist immer ein unheilvolles Geschenk, das den Menschen in seinem Wert mindert, ihn kranker macht, als er ohne ihn wäre. Es ist Aufgabe des Arztes, sich zu bemühen, ihn zu unterdrücken, wenn er kann." Und er kannte das Erscheinungsbild von chronischem Schmerz: „Immer unnütz, beraubt er den Menschen. In kurzer Zeit macht er aus einem leuchtenden Geist ein gehetztes, auf sich selbst bezogenes Wesen, das sich auf sein Übel konzentriert, egoistisch und indifferent allen und allem gegenüber, beständig gequält von der Furcht vor schmerzhaften Rückfällen."

Die anerkannte Schmerzkrankheit

Unerklärliche chronische Zustände wie die Fibromyalgie stellen den Sieg der Medizin über den Schmerz seit Anfang des 20. Jahrhunderts infrage. Die Metapher vom „besiegten Schmerz", abgeleitet aus der Geschichte der Narkose und Lokalanästhesie, ist spätestens Ende der 1980er-Jahre mit der Anerkennung der Fibromyalgie als Schmerzkrankheit obsolet. Die Existenz des Fibromyalgie-Syndroms (FMS) ist von der Medizin aber auch als Herausforderung und Forschungsauftrag aufgefasst worden. Man kann sagen, dass sich in jüngster Zeit die Erkenntnis durchgesetzt hat, dass dem Phänomen Schmerz niemals ein umfassend gültiges Erklärungsmodell gerecht werden wird. Auch das von der interdisziplinären Schmerzforschung entwickelte biopsychosoziale Schmerzmodell bleibt unzureichend.

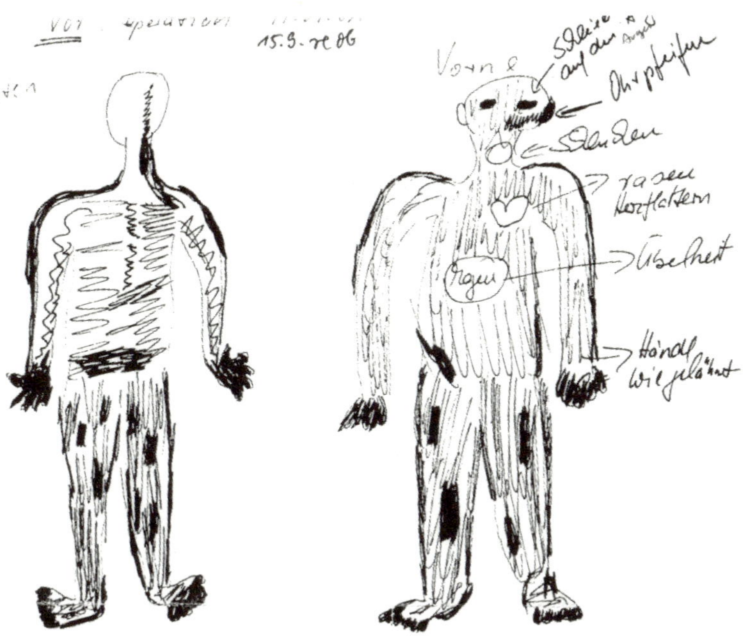

Das Bild des schmerzkranken Menschen: Eine Patientin beschreibt die Fibromyalgie.

Die Medizin rückt zunehmend von der Vorstellung ab, Schmerz könne abgeschafft werden. Für jeden medizinisch behandelten FMS-Patienten ist diese Erkenntnis bereits Realität. Gerade dann, wenn man die Unmöglichkeit der Abschaffung der Schmerzen mit technischen Mitteln akzeptiert, könnten sich neue Wege der Schmerzbewältigung eröffnen. Aufgabe der Medizin wäre es, Wege zu suchen, die das tatsächliche Leiden lindern oder beseitigen können, ohne das Trugbild einer Welt ohne Schmerz zu propagieren.

Seit nunmehr 30 Jahren hat das namenlose Übel einen Namen: Fibromyalgie oder FMS (Fibromyalgie-Syndrom). Das ist die gute Nachricht für alle Schmerzkranken. Es war nicht mehr zu leugnen, dass es sich nicht um Einzelfälle, sondern um ein Massenphänomen handelt, dass dieses chronische Schmerzsyndrom tatsächlich existiert.

Dies hat in jüngster Zeit dazu geführt, dass man von der unerfüllbaren Hoffnung auf ein Allheilmittel noch weiter abgerückt ist. Davon zeugt die 2012 vorgelegte Leitlinie „Fibromyalgiesyndrom: Definition, Pathophysiologie, Diagnostik und Therapie“. Es ist derzeit der Weg der kleinen Schritte, der zum Sieg über die rätselhafte Schmerzkrankheit verhelfen soll. Die klinische und praktische Medizin haben nach wie vor kaum wirksame Mittel anzubieten. Somit appelliert man an den Schmerzpatienten, sich zum Experten seiner Krankheit zu machen, wobei die Medizin die sogenannte Selbstwirksamkeit unterstützen soll: Information, Aufklärung, Beratung, Bewegungs-, Ernährungs-, Entspannungsmaßnahmen und in schwierigen Fällen die multimodale Therapie.

Dennoch sind die Defizite der Medizin auf dem Gebiet der Schmerztherapie unübersehbar. Nach wie vor gibt es keine verbindlichen Lehrangebote zum Thema Schmerz in der Medizinerausbildung und nur eine lückenhafte Facharztweiterbildung. Der praktische Arzt hat meist wenig Zeit für die individuelle Schmerzanamnese und geringe Kenntnisse auf dem Gebiet der Schmerztherapie. Und nach wie vor muss der Schmerzkranke mit Unverständnis für seine Problematik oder gar mit Stigmatisierung in Beruf und Privatleben rechnen.

Immerhin gibt es in Deutschland mittlerweile mehr als 1500 qualifizierte Schmerztherapeuten und einige wenige schmerztherapeutische Zentren für Millionen behandlungsbedürftige Schmerzkranke. Überholtes Denken, unzureichende Umsetzung vorhandener Erkenntnisse, mangelnde ärztliche Qualifikation und Kooperationsbereitschaft, fehlende Einsicht der Gesundheitspolitik, Budgetierung und Rationierung sowie fehlende Solidarität mit Schmerzkranken in der Gesellschaft kennzeichnen die Rahmenbedingungen der deutschen Schmerztherapie. Schmerzkranke sind gut beraten, sich auf die verbliebenen Möglichkeiten der Selbsthilfe zu besinnen. Mit Ausnahme von qualifizierten Schmerztherapeuten wird ärztliche Hilfe kaum wirksam und hilfreich sein. Darauf sollte man sich einstellen.

Was ist Fibromyalgie?

- Fibromyalgie ist eine der Ursachen für chronische, über den Körper verteilte (generalisierte) Schmerzen.
- Fibromyalgie kennzeichnet Extremzustände innerhalb eines Kontinuums von Empfindungen.
- Der chronische Schmerz ist die Krankheit selbst.

Leben im Alarmzustand

Das Fibromyalgie-Syndrom (FMS) ist eine schwere chronische, bislang nicht heilbare Erkrankung mit weitverbreiteten Schmerzen wechselnder Lokalisation in der Muskulatur, an Gelenken und im Rücken, mit Druckschmerzempfindlichkeit sowie Begleitsymptomen, unter anderem Müdigkeit, Schlafstörungen, Reizdarm, Konzentrations- und Antriebsschwäche, Erschöpfung, Schwellungen von Händen, Füßen und Gesicht. Die diversen Beschwerden und Erscheinungsformen der Fibromyalgie können bislang nur beobachtet und beschrieben werden.

Die Vielfalt möglicher funktionaler Beeinträchtigungen ist *ein* Grund für die Unsicherheit und Verzweiflung der Betroffenen und der Ärzteschaft. Eine allgemein gültige, überzeugende und brauchbare Definition der Fibromyalgie fehlt noch. Darüber hinaus fehlen auch verlässliche Kenntnisse über die Ursachen der Fibromyalgie. Heute deutet man die rätselhafte FMS-Befindlichkeit als Zustand einer in allen Körpersystemen permanent überdurchschnittlich erhöhten Sensibilität. Dies entspricht der auf „Überleben“ programmierten Anpassungsreaktion auf Stressoren und Gefahrensituationen. Und Schmerz ist das Alarmsymptom Nummer eins. Mit anderen Worten: Leben im permanenten Alarmzustand. Was könnte dahinterstecken? Gefühle und Empfindungen, die durch Sinnesorgane bewusst und unbewusst vermittelt werden, signalisieren offenbar eine diffuse Dauerbedrohung, die auf extrem beschleunigten Handlungs- und Entscheidungsanforderungen beruht. Sind wir dafür gebaut?

„Es gibt nur einen Schmerz, der leicht zu ertragen ist, das ist der Schmerz anderer Menschen.“ *René Leriche*

Der französische Philosoph René Descartes beschrieb im 17. Jahrhundert das Grundprinzip der Naturwissenschaft: Natur und Lebewesen sind nur programmierbare Maschinen, die den Gesetzen der Mathematik folgen. Im 19./20. Jahrhundert setzte sich eine Sichtweise durch, die die Natur und den Menschen als erklärbare mechanische Erscheinungsformen betrachtet. Spiritualität und Ganzheitlichkeit der menschlichen Existenz stufte man als nicht beweisbare Weltanschauung ein.

Seit Mitte des 19. Jahrhunderts regiert die technische Medizin auf naturwissenschaftlicher Grundlage – im Wesentlichen mit dem Anspruch, körperliche Fehlfunktionen zu „reparieren“. Wir können nun aber nicht gerade behaupten, die moderne Medizin hätte diese Versprechen erfüllt und wichtige Fragen zu Gesundheit und Krankheit überzeugend beantwortet. Trotz unbestreitbarer Fortschritte bleiben viele Funktionen und Störungen des menschlichen Körpers rätselhaft.

Die moderne Welt mit Technik und Naturwissenschaft hat viele Vorteile gebracht, aber auch zu enormen Zerstörungen geführt. In Industriestaaten lebt man mit einem früher unvorstellbaren Komfort, der innerhalb eines nur kurzen Abschnitts der Menschheitsgeschichte erreicht wurde. Wir sind sesshaft geworden, leben überwiegend in geschlossenen Räumen, müssen komplizierte Technik beherrschen, konsumieren industriell produzierte Nahrung und atmen schadstoffhaltige Luft. Die Bequemlichkeiten des technischen Fortschritts fordern ihren Preis: Die Städte sind überfüllt, die Luft ist schlecht, Kriminalität und Gewalt nehmen zu, globale Umweltrisiken und Klimaveränderungen bedrohen uns, soziale Gegensätze verschärfen sich, der Kampf um materielle Vorteile wird härter und die Leistungsanforderung steigt unaufhörlich. Klagt heute nicht fast jeder über zu viel Stress, Depression und drohenden Burnout? Hält *jeder* Mensch solche Stressbelastungen aus, ohne krank zu werden?

Ist Fibromyalgie eine fixierte Anpassungsreaktion auf Lebensbedingungen, die außer Kontrolle geraten sind und den permanenten Alarmzustand lebenswichtiger Funktionssysteme verursachen?

Man kann die Fibromyalgie als Anpassungsreaktion auf Lebensbedingungen betrachten, die außer Kontrolle geraten sind und einen permanenten Alarmzustand verursachen. Stressreaktionen, die dem uralten Überlebensprogramm „Kampf oder Flucht“ zuzuschreiben sind: Der Blutdruck steigt, man atmet schneller, die Muskulatur spannt sich an, der Darm streikt, Adrenalin schießt durch den Körper. Der menschliche Organismus hat sich immer wieder an veränderte Umweltbedingungen angepasst und lebensnotwendige Signalsysteme entwickelt: Schmerz, Lust, Angst, Freude oder Abneigung, Berührung, Kälte und Wärme, Hören, Sehen und Riechen, Durst, Hunger und Sättigung, Schlafdruck. Die Beschwerden und Funktionsstörungen bei Fibromyalgie sind Hinweise auf Störungen dieser Signalsysteme.

Forschungsergebnisse zeigen, dass wichtige Organfunktionen abnorm verändert sind: Nerven-, Hormon-, Abwehr-, Verdauungs-, Ausscheidungssystem, Muskulatur, Stoffwechsel. Insbesondere ist die gesamte Empfindungsfähigkeit beeinträchtigt, vor allem die Schmerzwahrnehmung und -verarbeitung. Sie kann durch den kleinsten Reiz „eingeschaltet“ werden. Man spricht von einer erniedrigten Reizschwelle. Was ist schiefgelaufen, dass es so weit kommen konnte? Haben wir die Alarmsignale nicht bemerkt, nichts gespürt? Haben wir sie missachtet? Haben wir uns zu viel zugemutet? Haben wir zu viel „weggesteckt“? Haben wir zu lange die Zähne zusammengebissen?

Die Tatsache, dass es Millionen Schmerzkranke gibt, weist darauf hin, dass sich offenbar nicht jeder Mensch verlustfrei an den modernen Turbolebensstil anpassen kann. Das bekommen vor allem Frauen zu spüren. Mehrfachbelastung in Familie und Beruf ist die Regel, nicht die Ausnahme.

Medizin und Wissenschaft behaupten, dass FMS hauptsächlich ein Dauerzustand verschiedener funktioneller Störungen ist, eine Folge von Anpassungsreaktionen auf den permanenten Alarmzustand. Und das Gehirn hat diese abnormen Reaktionsmuster dauerhaft abgespeichert. Irgendwann ist die Kompensationsfähigkeit der Organsysteme im Alarmmodus erschöpft und es kommt zu den bekannten Symptomen: Schmerz-, Wärme-, Kälte-, Geruchs-, Lärm-, Licht- und Druckempfindlichkeit, Schlafstörungen und Verdauungsprobleme. Da die problematischen Anpassungsreaktionen fixiert sind (FMS entsteht nicht über Nacht!), steht man vor der schier unlösbaren Aufgabe, die Fehlfunktionen zu korrigieren, um wieder ein halbwegs normales Leben führen zu können.

Stressreaktionen folgen dem uralten Überlebensprogramm „Kampf oder Flucht“.

Vor diesem Hintergrund erscheinen medizinische „Reparaturversuche“, die sich an einzelnen Symptomen orientieren, nicht erfolgversprechend. Das hat auch die Schulmedizin zugeben müssen. Die Voraussage der Schmerzforscher Melzack und Wall aus dem Jahr 1983 hat sich bewahrheitet: Die Zukunft der Schmerztherapie liegt in einer vernünftigen Kombination mehrerer unterschiedlicher Behandlungsmethoden.

Der ganze Mensch muss sich verändern. Der Lebensstil Schmerzkranker muss in Bezug auf Stressfaktoren überprüft und verändert werden, in kleinen Schritten. Mancher Homo sapiens wird wohl oder übel den Hochgeschwindigkeitskurs aufgeben, der eigenen Gesundheit zuliebe. Er wird ein Leben mit mehr Gelassenheit in ruhigerem Fahrwasser ansteuern. Warum auch nicht!

Der menschliche Körper verfügt über enorme Selbstheilungskräfte, die wirksam unterstützt werden können. Die besten Erfolgschancen für die Behandlung der Fibromyalgie bieten zurzeit ganzheitliche und multimodale Konzepte, die auf die Eigeninitiative der Betroffenen setzen. Bewegung, Entspannung, Ernährung und Kriseninterventionen tragen dazu bei, die Schmerzkrankheit zu bewältigen oder vielleicht sogar zu besiegen.

Was ist Fibromyalgie?

Fibromyalgie oder FMS (Fibromyalgie-Syndrom) ist eine chronische, bislang nicht heilbare Erkrankung unbekannter Ursache. Weitverbreitete Schmerzen wechselnder Lokalisation und Intensität, vor allem in der Muskulatur, eine generell erhöhte Reizempfindlichkeit sowie Schlafstörungen, Müdigkeit und Erschöpfung sind die Hauptsymptome. Fibromyalgie ist in jedem Fall keine primär organische oder psychische Erkrankung.

Der Begriff Fibromyalgie ist aus drei Wortbestandteilen zusammengesetzt und bedeutet wörtlich „Faser-Muskel-Schmerz": „Fibro" von lateinisch *fibra* (Faser), „my" von griechisch *myos* (Muskel), „algie" von griechisch *algos* (Schmerz). Die Medizin benutzt bevorzugt den Begriff Fibromyalgie-Syndrom (FMS), um auf das Sammelsurium gleichzeitig vorliegender unterschiedlichster Beschwerden (Syndrom) hinzuweisen.

Hauptsymptom des FMS sind chronische Schmerzen in mehreren Körperregionen: im Rücken (Nacken, Brustkorb, Wirbelsäule) sowie in den Armen und Beinen. Darüber hinaus fallen Müdigkeit (Erschöpfung) und regelmäßige Schlafstörungen auf.

Weitere häufige Begleitsymptome sind Morgensteifigkeit oder Schwellungen in Händen, Füßen oder dem Gesicht (Ödemneigung). Viele Betroffene leiden zusätzlich an Beschwerden durch Fehlfunktionen innerer Organe (Reizmagen, Reizdarm, Reizblase), an Kopfschmerzen und Reizüberempfindlichkeit sowie psychischen Problemen (Gedächtnis-, Konzentrationsstörungen, Antriebsschwäche, Angst, Depression).

Die Diagnose wird aufgrund typischer Beschwerden gestellt, die mindestens drei Monate vorliegen müssen. Die derzeit international anerkannte FMS-Definition stammt vom Amerikanischen Kollegium für Rheumatologie (ACR): Eine Person hat länger als drei Monate anhaltende Schmerzen in mehreren Körperregionen (Wirbelsäule, Nacken, linke/rechte Körperhälfte, ober-/unterhalb der Taille) sowie mindestens elf von 18 druckschmerzhafte Tenderpoints (Druckpunkte an Muskel-Sehnen-Übergängen).

Bei der Weltgesundheitsorganisation (WHO) ist die Fibromyalgie mit dem Code M 79.00 gelistet. In der aktuellen internationalen statistischen Klassifikation der Krankheiten und verwandter Gesundheitsprobleme (ICD 10 German Modification 2008) hat die Fibromyalgie einen eigenen Code unter den Krankheiten des Muskel-Skelett-Systems und der Bindegewebe (M 79.7).

Eine einzelne, nur auf das Beschwerdebild der FMS zutreffende Ursache ist nicht bekannt. Nach heutigem Wissensstand geht man von der Kombination einer Veranlagung mit verschiedenen biologischen, psychischen und sozialen Faktoren aus, die das Auftreten und den Fortbestand eines FMS verursacht. Die Medizin kann derzeit keine Behandlungsmethode anbieten, die eine Heilung der FMS ermöglicht.

Existiert das Fibromyalgie-Syndrom wirklich?

PD. Dr. med. Winfried Häuser, anerkannter FMS-Experte und Hauptautor der aktuellen deutschen FMS-Leitlinie (2012), äußert sich folgendermaßen: „Manche Ärzte, beispielsweise Orthopäden und ärztliche Gutachter der medizinischen Dienste von Rentenversicherungsträgern und Landesämtern, weigern sich, die Diagnose eines FMS anzuerkennen. Manche Psychiater und Psychosomatiker behaupten, dass das FMS eine Variante einer Depression bzw. einer somatoformen Störung ist. Die orthopädischen, psychosomatischen und psychiatrischen Fachgesellschaften haben sich an der Leitlinie beteiligt und die Vorstände haben der Leitlinie zugestimmt. Wenn also ein Orthopäde, Psychiater oder Psychosomatiker behauptet, dass es das FMS nicht gibt, so äußert er seine persönliche Meinung, die im Widerspruch zu dem seiner Fachgesellschaft und der Klassifikation der Krankheiten der Weltgesundheitsorganisation steht."

Eine unsichtbare Epidemie

FMS ist eine häufige Erkrankung und einer der am häufigsten vorkommenden Schmerzzustände. Es handelt sich um die zweithäufigste Erkrankung bei Patienten, die einen Rheumatologen aufsuchen. Fast jeder fünfte Patient einer Rheumapraxis leidet an FMS. Dies vor dem Hintergrund, dass Fibromyalgie häufig fehldiagnostiziert oder ignoriert wird bzw. unerkannt bleibt. Dennoch kommt FMS häufiger vor als Gelenkrheuma (rheumatoide Arthritis), Epilepsie oder Multiple Sklerose. Krankheiten, die deutlich stärker öffentlich präsent sind! FMS kommt überall auf der Welt vor. Es betrifft alle Nationalitäten oder ethnischen Gruppen, unabhängig vom sozialen Status. 80 bis 90 Prozent der Betroffenen sind Frauen im Alter von 35 bis 60 Jahren. Kinder und Jugendliche beiderlei Geschlechts können gleichfalls erkranken. Studien weisen darauf hin, dass FMS in gewissem Umfang durch erbliche Veranlagung entsteht: Etwa 40 Prozent der FMS-Patienten berichten über Angehörige mit ähnlichen Symptomen. Zur Häufigkeit der FMS in Deutschland gibt es unterschiedliche Angaben.

Fibromyalgie (FMS) ist keine explizit organische Erkrankung wie Rheuma und keine psychische Störung oder Erkrankung.

- Epidemiologie des Bundesverbands Deutscher Schmerztherapeuten (2008): Erhebungen und Umfragen der letzen Jahre haben gezeigt, dass die Zahl der Patienten mit chronischen Schmerzen in Deutschland auf rund elf Millionen angestiegen sein könnte. Der europäischen Schmerzstudie (2003) zufolge leidet sogar jeder dritte deutsche Erwachsene an chronischen Schmerzen. Vorsichtige Schätzungen gehen davon aus, dass mehr als 900.000 der rund elf Millionen Patienten mit chronischen Schmerzen eine Behandlung durch spezielle schmerztherapeutische Einrichtungen benötigen.

- Epidemiologie der Gesundheitspolitik (1984–2006): Die Bundesregierung nennt eigene Zahlen. Sie geht von fünf bis acht Millionen Schmerzkranken aus, davon bis zu 700.000 mit speziellem Therapiebedarf. 2006 sprach ein Staatssekretär von fünf Millionen Schmerzkranken. Eine Zahl, die aus dem Jahr 1985 stammt. In der „Gesundheitsberichterstattung des Bundes" 2005/2006 kommen chronische Schmerzkrankheiten überhaupt nicht vor. Die Politik unterstellt, dass die meisten Patienten mit chronischen Schmerzen beim Hausarzt und zuständigen Facharzt angemessen versorgt werden. Zudem wird behauptet, dass Schmerzerkrankungen jährliche Kosten von 20,5 bis 28,7 Milliarden Euro verursachen (2003). In Deutschland soll FMS einer der häufigsten Gründe für Arbeitsunfähigkeit und frühzeitige Berentung sein.

Fibromyalgie ist bis heute eine der am häufigsten missverstandenen und fehldiagnostizierten Erkrankungen bzw. Schmerzsyndrome. Viele Fach- und Allgemeinärzte wissen wenig bis nichts über diese Erkrankung oder sind nicht mit der Diagnostik vertraut. Sie stehen ihren Patienten unsicher und hilflos gegenüber, reagieren mit Ablehnung oder Unmut, bestenfalls mit ungläubigem Verständnis oder verleugnen die schmerzvolle Realität des Hilfesuchenden. Dies mutet den Betroffenen häufig eine jahrelange Odyssee von Arzt zu Arzt zu.

Wer leidet an chronischen Schmerzen/FMS?

- etwa ein bis fünf Prozent der Gesamtbevölkerung westlicher Industriestaaten an FMS, etwa zehn bis 14 Prozent an chronisch generalisierten Schmerzen
- Frauen siebenmal häufiger als Männer (FMS)
- etwa sieben Prozent aller Frauen im Alter von 60 bis 80 Jahren (FMS)
- zunehmend auch Kinder und Jugendliche (FMS)
- in Deutschland etwa fünf Millionen Schmerzkranke (Gesundheitspolitik) bzw. elf Millionen (Berufsverband Deutscher Schmerztherapeuten)

- davon spezifisch schmerztherapeutisch behandlungsbedürftig etwa 600.000 (Gesundheitspolitik) bzw. 900.000 (Berufsverband Deutscher Schmerztherapeuten)

Kurze FMS-Historie

Die Medizingeschichte der Fibromyalgie ist kurz. Erste Hinweise auf die Schmerzkrankheit finden sich im 19. Jahrhundert. Die heute anerkannte Fibromyalgie existiert erst seit 30 Jahren. Belegbare Fallgeschichten über typische Teilsymptome gibt es schon seit der Antike oder sie stammen aus anderen Kulturkreisen. Die Erforschung der beiden Hauptsymptome chronischer Schmerz und Erschöpfung ist die Basis des heutigen Fibromyalgie-Konzepts.

Asthenie und Neurasthenie

Früher bezeichnete man den Zustand körperlich-psychischer Erschöpfung als „Asthenie". Ein Zustand, der als Veranlagung oder durch äußere Faktoren bedingt sein sollte. Mitte des 19. Jahrhunderts erschien erstmals ein Buch, das Symptome chronischer Erschöpfung unter einem einheitlichen Begriff zusammenfasste: „Neurasthenie". Der amerikanische Arzt George Miller Beard (1839–1883) veröffentlichte 1869 einen Fachartikel mit dem Titel *Neurasthenie der nervösen Erschöpfung (Neurasthenia of nervous exhaustion)*. Beard gab damit chronischen Erschöpfungszuständen erstmals einen Namen. Elf Jahre später kam sein Buch *Die amerikanische Nervosität, mit ihren Ursachen und Konsequenzen (nervöse Erschöpfung, Neurasthenie)* in Deutschland heraus. Auf diesem Weg wurde die „amerikanische Krankheit" *(American Nervousness,* Neurasthenie) auch in Europa bekannt.

Unter diesem Stichwort findet man in einem medizinischen Wörterbuch des Jahres 1927 eine fast aktuelle Beschreibung vieler Symptome, die auch für die Fibromyalgie nach heutigem Verständnis zutreffen. Der Begriff Neurasthenie wurde mindestens bis in die 1940er-Jahre in Deutschland weiter benutzt und geriet anschließend in Vergessenheit. Für die Medizin schien es dann 40 Jahre lang ein Erschöpfungssyndrom nicht mehr zu geben. Erst 1987 tauchte eine moderne Variante der Neurasthenie mit dem Namen Multiple Chemische Sensitivität *(Multiple Chemical Sensitivities,* MCS) auf. Ein weiteres derartiges modernes Beschwerdebild ist das Chronische Müdigkeitssyndrom *(Chronic Fatigue Syndrome,* CFS).

Myogelose und Fibrositis

Jahrhundertelang bezeichnete man Muskelschmerzen schlicht als „Rheumatismus“, später auch als „Muskelrheumatismus“. 1842 beschrieb der deutsche Anatom Robert F. Froriep (1804–1861) bei Rheumakranken vorkommende „Muskelschwielen“. 1884 definierte der deutsche Internist Adolf von Strümpell (1853–1925) einen sogenannten „chronischen Muskelrheumatismus“. Der Internist Heinrich Quincke (1842–1922) mutmaßte 1917, solche Muskelschwielen seien eine Art lokale Flüssigkeitsansammlung (Ödem). Der Mediziner Heinrich Schade (1907–1989) ging von einer erhöhten „Muskelviskosität“ aus und der Orthopäde Fritz Lange (1874–1952) sprach 1921 von „Myogelose“ aufgrund erhöhter lokaler Laktatansammlung. Zur Behandlung injizierte Hans Kraus 1937 an solchen Schmerzpunkten Ethylchlorid.

Der englische Internist William R. Gowers (1845–1915) prägte 1904 erstmals den Ausdruck „Fibrositis“ für schweren chronischen Muskelschmerz, durch „Muskelfaserentzündung“ verursacht. Im selben Jahr wies sein Landsmann Ralph Stockman (1861–1946) bei Rheumakranken kompakte, extrem druckschmerzhafte Rheumaknötchen am Muskel-Sehnen-Übergang nach („fibrositische Knötchen“). In den folgenden Jahrzehnten war die Existenz des „Muskelrheumatismus“ international anerkannt.

Tenderpoints, generalisierter Schmerz, FMS

Ausgehend von der Vermutung des französischen Arztes Isidore Valleix (1807–1855), Muskelrheumatismus sei eine Form der Neuralgie, entwickelte sich seit 1920 in den USA das Konzept der Druckschmerzpunkte (Triggerzone), um den sogenannten „übertragenen Schmerz“ zu erklären: z. B. in Arm und Schulter ausstrahlender Schmerz nach einem Herzinfarkt. Die amerikanische Ärztin Janet G. Travell (1901–1997) erforschte intensiv das Konzept der „Triggerpunkte“ und das „myofasziale Schmerzsyndrom“. 1942 wies sie darauf hin, dass durch Injektion lokaler Betäubungsmittel (Novocain) oder bei starkem Druck auf solche Punkte der übertragene Schmerz verschwindet.

H. A. Smythe begründete 1972 die moderne Fibromyalgie-Forschung *(non-articular pain)* mit der Beschreibung von generalisiertem Schmerz *(chronic widespread pain,* CWP) und der Druckschmerzpunkte *(tenderpoints)*. 1981 schlugen Muhammad B. Yunus und Alphonse T. Masi den erstmals von Hench 1976 geprägten und noch heute gültigen Begriff „Fibromyalgie“ vor. Im selben Jahr wurde die erste klinisch kontrollierte FMS-Studie durchgeführt, unter Berücksichtigung von bekannten Symptomen und Druckschmerzpunkten.

Bis heute hat sich das Spektrum möglicher Beschwerden bei Fibromyalgie enorm erweitert (Schlafstörungen, Reizdarm, CFS, Ruhelose-Beine-Syndrom u. a.), sodass manche Forscher bereits von einem „Zentralen Sensitivitäts-Syndrom“ sprechen, das sich auf die bei Fibromyalgie bemerkbare Überempfindlichkeit für Wahrnehmungsreize bezieht.

In den letzten 30 Jahren bemühte sich die Medizin weltweit darum, verlässlichere Diagnose- und Klassifizierungskriterien für das rätselhafte FMS zu entwickeln. In den USA und Deutschland werden FMS-Leitlinien fortlaufend aktualisiert. Davon profitieren Patienten und Ärzte. Letztendlich muss man immer dann von einem Fibromyalgie-Syndrom ausgehen, wenn längere Zeit ausgebreitete Schmerzen in fast allen Körperregionen vorliegen, wenn man sich müde, erschöpft und unausgeschlafen fühlt, sich nicht mehr richtig konzentrieren kann und Körperfunktionen beeinträchtigt sind. Unter der Bedingung, dass die Beschwerden nicht durch eine andere Erkrankung zu erklären sind.

FMS-Definition 1990

Erstmals legt die Amerikanische Rheumagesellschaft (ACR) einen Kriterienkatalog für die Fibromyalgie vor. Den ACR-1990-Kriterien zufolge, die heute noch benutzt werden, liegt dann ein Fibromyalgie-Syndrom vor, wenn ...

- über den Körper verbreitete Schmerzen (Chronic Widespread Pain, CWP) länger als drei Monate nachweisbar sind. Die Schmerzen müssen auf beiden Körperhälften (links/rechts) sowie unter- und oberhalb der Taille und am Achsenskelett (Brust/Rücken) vorhanden sein;
- mindestens elf von 18 definierten Druckschmerzpunkten (Tenderpoints) bei einem Daumendruck von vier Kilogramm schmerzhaft sind (Befund: positiv).

FMS-Definition 2008

Die deutsche FMS-Leitlinie betrachtet das Konzept der druckschmerzhaften Tenderpoints zur Diagnose der Fibromyalgie mit Skepsis: Kann mit dem Befund von exakt elf von 18 schmerzhaften Tenderpoints ein FMS wirklich sicher diagnosti-

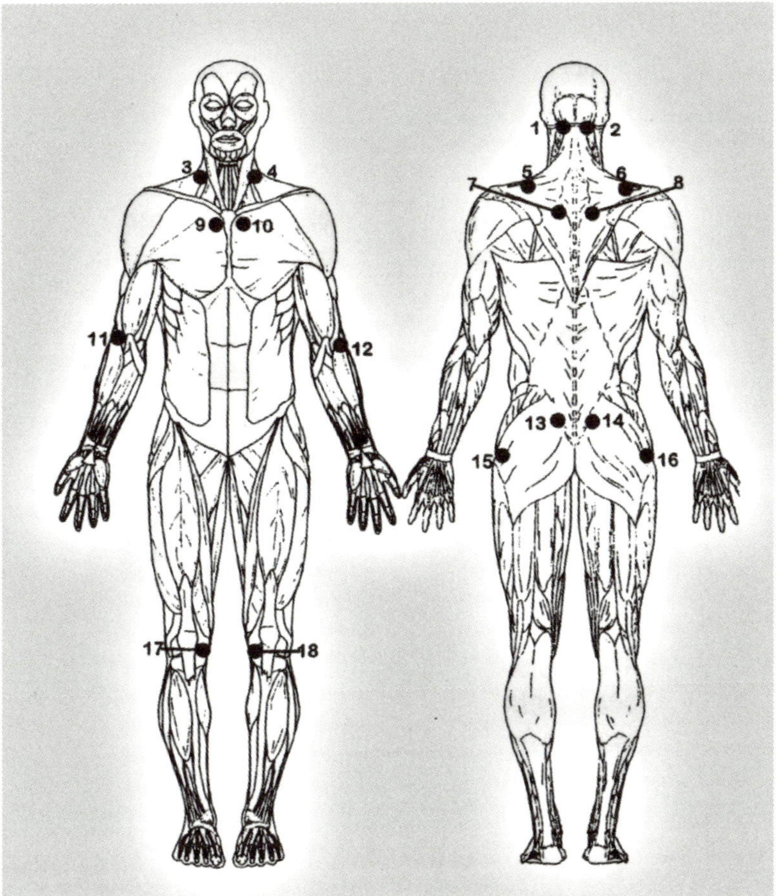

Tenderpoints (Druckschmerzpunkte) nach ACR-1990 bei Fibromyalgie: 1/2 Hinterkopf, 3/4 unterer Nackenbereich, 5/6 Trapezius, 7/8 Supraspinatus, 9/10 zweite Rippe, 11/12 Oberarmknochenvorsprung, 13/14 Gesäßmuskulatur,15/16 Trochantervorsprung, 17/18 Knieinnenseite. Nicht druckschmerzhafte Kontrollpunkte befinden sich an der Stirn, den Schlüsselbeinen, der Außenseite der Unterarme, am Daumen, der Rückseite der Oberschenkel und der Fußinnenseite.

ziert werden? So einigte man sich auf einen modifizierten Kriterien-Katalog. Ein FMS soll dann vorliegen, wenn ...

- chronische Schmerzen in mehreren Körperregionen vorliegen (wie ACR-Kriterien);
- typische Symptome wie Steifigkeits- und Schwellungsgefühl an Händen, Füßen und im Gesicht, Müdigkeit, Schlafstörungen sowie weitere vegetative und psychische Beschwerden vorliegen;
- elf von 18 definierten Tenderpoints schmerzhaft sind. Ist dies nicht der Fall, ist die FMS-Diagnose dennoch nicht ausgeschlossen;

- (eigentlich nicht druckschmerzhafte) „Kontrollpunkte“ druckschmerzhaft sind.

Ist dies so, ist die FMS-Diagnose dennoch nicht ausgeschlossen.

FMS-Definition 2010

Die Neuauflage der FMS-Leitlinie der Amerikanischen Rheumagesellschaft (ACR) rückt nun von druckschmerzhaften Tenderpoints ab. Demnach sind folgende Parameter für die Diagnose Fibromyalgie entscheidend:

- Die Schmerzausbreitung bestimmt man mit einem „regionalen Schmerzindex“ mit 19 Regionen (0 bis 19, keine bis alle Regionen betroffen): Ober-/Unterarm, Hüfte, Ober-/Unterschenkel jeweils links/rechts, Rücken oben/unten, Wange links/rechts, Nacken, Brust, Bauch.
- Die Intensität der Beschwerden bestimmt man mit einer „Symptomstärke-Skala“ (0 bis 12, keine bis schwere Beeinträchtigung): funktionelle Beschwerden, Magen-Darm-Symptome, verschiedene Formen der Reizempfindlichkeit.

Den ACR-2010-Kriterien zufolge liegt dann ein Fibromyalgie-Syndrom, wenn ...

- ausgebreitete Schmerzen (CWP) mit einem regionalen Schmerzindex von mindestens 7 und einer Symptomstärke von mindestens 5 vorliegen oder ...
- Schmerzen geringer ausgebreitet (Indexwert: mindestens 5) und Symptome stärker ausgeprägt sind (Symptomstärkewert: mindestens 9);
- ähnlich starke Symptome mindestens drei Monate lang vorliegen;
- die Beschwerden nicht durch andere Erkrankungen verursacht sind.

Symptomstärke-Skala				
Symptom	keine Probleme	leicht/ wechselnd	mittelschwer/ häufig	schwer/beeinträchtigend
Erschöpfung	0	1	2	3
nicht erholsamer Schlaf	0	1	2	3
geistige (kognitive) Beeinträchtigung	0	1	2	3
körperliche Beschwerden	0	1	2	3

FMS-Definition 2012

In die überarbeitete deutsche Leitlinie fließen die FMS-Definitionen 2008 und 2010 ein. Für die FMS-Diagnose müssen sowohl ausgebreitete Schmerzen als auch eine gewisse Symptomstärke vorhanden sein.

- Zur Beurteilung der ausgebreiteten Schmerzen (CWP) kann man entweder den regionalen Schmerzindex bestimmen (mindestens 7 von 19 Regionen) oder die ACR-1990-Kriterien benutzen (alle 4 Körperquadranten und Achsenskelett).
- Zur Beurteilung der Beschwerden kann man entweder die Symptomstärke-Skala benutzen oder eine Kombination der Symptome Steifigkeits-/Schwellungsgefühl, Müdigkeit und Schlafstörungen. Zudem muss jede andere Erkrankung als Ursache der Beschwerden ausgeschlossen sein.

FMS wird nun als „funktionelles somatisches Syndrom" klassifiziert (= Beschwerdekomplex mit körperlichen Funktionsstörungen). Darüber hinaus kritisieren die Autoren der Leitlinie die teilweise Überlappung der Kriterien der ICD-10 (internationale Krankheitsklassifikation) in Bezug auf FMS und die sogenannte „somatoforme Schmerzstörung". Man plädiert derzeit im Prinzip für die Abschaffung der Diagnose „somatoforme Störung". Und man betont explizit, dass FMS mit depressiven Störungen vorkommt, FMS selbst aber keine echte depressive Störung ist.

Fakten und Fiktionen

Viele Ärzte und die breite Öffentlichkeit sind über die Fibromyalgie (FMS) nach wie vor unzureichend informiert. Dies, obwohl die Erkrankung nicht nur Betroffene schwer beeinträchtigt, sondern auch deren gesamtes persönliches Umfeld nachhaltig in Mitleidenschaft zieht: Beruf, Partnerschaft und Familienleben.

Allzu schnell führt dieses Unwissen dazu, Menschen mit Fibromyalgie als „Simulanten", „eingebildete Kranke", „Drückeberger", „Verrückte" oder „Rentenbetrüger" zu etikettieren. Der hohe Anteil von Fehldiagnosen und die große Zahl nicht behandelter Patienten weisen auf den dringend nötigen Informationsbedarf hin. Dabei kann es jeden jederzeit treffen! Wenn Sie selbst betroffen sind, werden Ihnen die nachfolgenden Behauptungen möglicherweise bekannt vorkommen.

Die Forschung hat bei vielen Fragen, die die Ursachen der Fibromyalgie betreffen, Fortschritte erzielt. Es ist mittlerweile bekannt, dass mindestens drei wichtige

Steuersysteme des menschlichen Körpers am Krankheitsgeschehen beteiligt sind: das Immun-, das Hormon- und das Nervensystem. Erkenntnisse der Schmerzforschung besagen darüber hinaus, dass die Entwicklung chronischer Schmerzen vermieden werden kann, wenn frühzeitig sinnvoll behandelt wird. Viele Schmerzkranke wissen, dass durch Nicht- oder Fehlbehandlung die Schmerzen nicht besser werden. Falsche und überholte Vorstellungen, Mythen und Irrtümer zum FMS müssen korrigiert werden. Dies erhöht die Chancen von Schmerzkranken, als das wahrgenommen und respektiert zu werden, was sie sind: leidende Menschen.

Fibromyalgie ist eine eingebildete Krankheit?

Fakt: Fibromyalgie (FMS) ist eine real existierende und weltweit seit mindestens 30 Jahren anerkannte Erkrankung unbekannter Ursache. Hauptkennzeichen sind chronische Schmerzen und zahlreiche weitere Beschwerden.

Man geht heute davon aus, dass eine Veranlagung sowie unterschiedliche biologische, psychische und soziale Faktoren zum Auftreten und Weiterbestehen von FMS führen. Nationale und internationale Leitlinien informieren darüber, wie das FMS nach den Regeln der Kunst diagnostiziert und behandelt werden kann.

Fibromyalgie betrifft nur Frauen?

Fakt: Fibromyalgie betrifft erwachsene Frauen und Männer sowie Kinder. Das Verhältnis von Frauen zu Männern wird unterschiedlich angegeben und beträgt 2–21:1. Nach den ACR-1990-Kriterien sind 5,5 Prozent der über 35-jährigen Frauen einer Bevölkerungsstichprobe von FMS betroffen. An ausgebreiteten chronischen Schmerzen (CWP) leidet etwa jeder zehnte Deutsche. In klinischen Einrichtungen beträgt das Verhältnis von Frauen zu Männern 8–12:1.

Möglicherweise wird die Diagnose FMS bei Männern mit chronischen Schmerzen deshalb selten gestellt, weil das FMS noch immer häufig fälschlich als „Frauenkrankheit“ bezeichnet wird. Zudem nehmen Frauen bei Beschwerden häufiger medizinische Leistungen in Anspruch als Männer.

Fibromyalgie ist eine Muskelerkrankung?

Fakt: Fibromyalgie ist keine Muskelerkrankung. Manche Ärzte geben zwar zu, dass Fibromyalgie eine Krankheit ist, glauben aber irrtümlich, es handle sich um eine Muskelerkrankung. Dieser einfache Rückschluss liegt zwar nahe, da der Schmerz in der Muskulatur im ganzen Körper wahrgenommen wird, ist aber nicht zutreffend. Das zeigt schon der Blick in die Medizingeschichte.

Zu dieser Fehleinschätzung trugen ältere Studien bei, die abnorme Strukturen in Gewebeproben von FMS-Patienten beobachtet hatten: Muskelfasern wirkten wie „von Motten zerfressen“ oder „zerfranst“ und Muskelfaserbündel erschienen wie voneinander abgetrennt (Myofibrillenseparation), mit „gezackten“ Zellmembranen. Man weiß heute, dass diese Befunde nichts über Fibromyalgie aussagen und unspezifisch sind. Eine neuere Studie zeigte in der Tat, dass FMS-Patienten eine strukturell und funktionell „normale“ Muskulatur haben.

Fibromyalgie ist eine Stoffwechselerkrankung?

Fakt: Dass Fibromyalgie durch Fehlfunktionen des Zellstoffwechsels verursacht wird, ist bis heute unbewiesen. Jahrzehntelang vermutete man, dass ein zellulärer Stoffwechseldefekt Fibromyalgie verursachen könnte. Manche Studien zeigten etwa, dass bei FMS-Patienten Veränderungen des Energiestoffwechsels (Mitochondrien) zu beobachten sind. Man fand einen verminderten Gehalt an Zellbrennstoffen (ATP, ADP, AMP), die für die Muskelfunktion gebraucht werden. Auch das für quergestreifte Skelettmuskulatur wichtige Stoffwechselprodukt Phosphokreatin war bei FMS-Patienten nur unzureichend vorhanden. Oder aber es wurden abnorme Sauerstoffwerte in schmerzhafter Muskulatur gemessen. Solche Befunde sind ohne Wert, wenn die Muskulatur von Gesunden und FMS-Patienten verglichen wird, ohne die Schonhaltungen meist hochgradig untrainierter Patienten zu berücksichtigen.

Fibromyalgie ist eine Infektionserkrankung ?

Fakt: Bis jetzt ist es nicht gelungen, nachzuweisen, dass Fibromyalgie durch eine bakterielle oder virale Infektion bzw. durch Mikroorganismen verursacht wird. FMS-artige Beschwerden sind häufig bei Infektionskrankheiten zu beobachten, insbesondere bei Hepatitis-C-Virusinfektion, HIV, Lyme-Borreliose oder Herpesvirus-Infektionen. Man hat lange und intensiv nach Mikroorganismen gefahndet, die in frage kommen könnten. Zwei Mikroorganismen waren schließlich besonders verdächtig: das Epstein-Barr-Virus und *Borrelia burgdorferi*, ein Bakterium, das die sogenannte Lyme-Borreliose verursacht.

Das Epstein-Barr-Virus gehört zur Familie der Herpesviren, mit denen fast jeder Mensch einmal in Berührung kommt. Solche Viren verursachen Windpocken, die infektiöse Mononukleose, Herpes und entzündliche Erkältungskrankheiten. FMS-Patienten sind offensichtlich für solche Infektionskrankheiten besonders anfällig. Einen Beweis für die ursächliche Bedeutung des Virus gibt es nicht.

Der mögliche Zusammenhang zwischen Lyme-Borreliose und Fibromyalgie hat bislang unter Patienten, Ärzten und Wissenschaftlern viel Verwirrung gestiftet. Borrelien werden durch Zeckenbiss übertragen. Etwa zehn bis 25 Prozent der Patienten mit Lyme-Borreliose entwickeln innerhalb weniger Jahre nach erfolgreicher Behandlung der Infektion eine Fibromyalgie. Andererseits weiß man, dass bei 25 bis 50 Prozent der Patienten, die wegen einer Lyme-Borreliose mit Antibiotika behandelt wurden, überhaupt keine Borrelieninfektion vorlag. Sie litten an einer Fibromyalgie, die nicht korrekt diagnostiziert worden war.

Fibromyalgie ist eine Immunerkrankung?

Fakt: Ein sicherer Nachweis für eine Störung des Immunsystems, die durch Fibromyalgie verursacht wird, ist bislang nicht gelungen. Immerhin finden sich bei fast allen FMS-Patenten vermehrt bestimmte Antikörper, die bei Gesunden seltener vorkommen: antinukleäre Antikörper (ANA), Antikörper gegen Serotonin, Ganglioside und Phospholipide. Antikörper sind auf bestimmte antigenhaltige Fremdstoffe im Körper spezialisierte Abwehrzellen, die von B-Lymphozyten produziert werden. Es gibt viele Antikörper, die für die Entstehung der Fibromyalgie zumindest eine Rolle spielen könnten.

Fibromyalgie ist eine psychische Erkrankung?

Fakt: Der aktuellen Leitlinie zufolge ist Fibromyalgie keine psychische Erkrankung und sie ist nicht pauschal mit einer „somatoformen Schmerzstörung“ gleichzusetzen. FMS ist keine echte Depression, kann aber mit depressiven Störungen assoziiert sein. Da die Suche nach organischen Ursachen erfolglos blieb, wandte sich die Forschung dem zentralen Nervensystem und den Schmerzmechanismen zu: Prozesse der Schmerzauslösung, -weiterleitung und -verarbeitung. Man erforschte Aminosäuren wie Tryptophan, Nervenbotenstoffe (Neurotransmitter) wie Serotonin, Rezeptoren, Ionenkanäle von Nervenzellen und körpereigene schmerzhemmende Substanzen (Endorphine) in Bezug auf Fibromyalgie.

Als Schlüsselsubstanz erwies sich der Nervenbotenstoff Serotonin. Offensichtlich ist bei FMS-Patienten Serotonin in geringerem Umfang verfügbar als bei Gesunden. Da auch bei Depression Serotoninmangel herrscht, kam man auf die Idee, Antidepressiva, die den Serotoningehalt erhöhen (z. B. Serotonin-Wiederaufnahmehemmer, SSRI), auch bei FMS-Patienten einzusetzen, mit bislang mäßigem Erfolg.

Fibromyalgie entsteht durch Schlafstörungen?

Fakt: FMS-Patienten leiden deshalb unter Schlafstörungen, weil sie ständig von Schmerzen geplagt werden. Nicht erholsamer Schlaf ist das zweithäufigste Symptom der Fibromyalgie.

Tatsächlich beobachtete man in Schlafstudien, dass bei sehr vielen FMS-Patienten das regenerierende Tiefschlafstadium gestört ist. Während dieses Schlafstadiums (Non-REM-Schlaf) wird insbesondere Wachstumshormon (GH), das an vielen „Reparaturvorgängen" beteiligt ist, ausgeschüttet.

Bei Männern, die am sogenannten Schlafapnoe-Syndrom (OSAS) leiden, wird der Schlaf durch kurze oder längere Phasen unterbrochener Atemtätigkeit gestört. OSAS kann zwar erfolgreich behandelt werden, die Beschwerden bei gleichzeitig vorliegendem FMS bleiben davon allerdings unbeeinflusst.

In einer Studie war versuchsweise das Tiefschlafstadium von gesunden Personen unterbrochen worden: Es zeigte sich, dass dadurch FMS-artige Schmerzen erzeugt werden können. Ließ man die Teilnehmer einige Tage lang wieder normal schlafen, verschwanden solche Symptome wieder.

FMS-Patienten erwachen dreimal häufiger spontan aus dem Schlaf als Gesunde. Die Durchschlafstörungen entstehen ohne ersichtlichen Grund und dauern etwa fünf bis zehn Sekunden, bevor wieder der normale Schlaf einsetzt.

Fibromyalgie entsteht durch Verletzungen?

Fakt: Niemand weiß genau, warum bestimmte Symptome besonders häufig nach einem Verletzungsereignis beobachtet werden (körperliches und/oder psychisches Trauma).

Viele Patienten glauben, dass ihre Beschwerden etwa die Folge eines Unfalls sind, am häufigsten wird ein Autounfall angegeben. In Bezug auf fast alle anderen Kennzeichen unterscheiden sich diese Patienten aber kaum von der Allgemeinbevölkerung. In einer Studie waren FMS-Patienten, die kein traumatisches Ereignis mit ihrer Erkrankung in Verbindung bringen konnten, mit Patienten verglichen worden, die ihre Erkrankung auf ein bestimmtes traumatisches Ereignis bezogen (posttraumatisches FMS):

Es zeigte sich, dass Patienten mit posttraumatischem FMS kälteempfindlicher waren, weniger empfindlich gegenüber Licht, Lärm und psychischem Stress, anfälliger für Krankheiten durch monotone (repetitive) Bewegungsmuster und Ischias, seltener an Unterleibsschmerzen, Sexualfunktionsstörungen oder Herzjagen (Tachykardie) litten und häufiger mit ruhelosen Beinen zu kämpfen hatten (Restless-Legs-Syndrom) sowie von Missempfindungen betroffen waren. Der Stellenwert der Befunde bleibt unklar.

Fibromyalgie ist eine Erfindung von Rentenbetrügern?

Fakt: Es ist schwer vorstellbar, dass Menschen, statt zur Arbeit zu gehen, lieber zu Hause sitzen, um sich dort an unerträglichen Schmerzen zu ergötzen! Insbesondere Versicherungen und andere Kostenträger, Fachverbände und die Gesundheitspolitik, aber auch uninformierte oder ignorante Ärzte und Therapeuten bedienen sich dieses Vorurteils, um lästige Schmerzpatienten loszuwerden.

Einer der entmutigendsten Aspekte der Fibromyalgie ist die Unterstellung, dass Menschen, die an Fibromyalgie leiden, arbeitsscheue „Simulanten“ und „Faulpelze“ sind, die nur die Rente abkassieren wollen. Absicht ist, Menschen mit unerklärlichen Störungen, die Kosten verursachen, dadurch auszugrenzen, dass man sie als potenzielle „Betrüger“ stigmatisiert und diffamiert. Der vom Schmerz zermürbte Mensch wird sich kaum dagegen wehren können.

Ein Blick auf die Fachliteratur der letzten 50 Jahre genügt, um dieses abwertende Urteil zu entkräften: Mindestens seit den 1980er-Jahren ist die Fibromyalgie eine anerkannte Erkrankung nationaler und internationaler Rheumatologie-Gesellschaften, von Fachverbänden und der Weltgesundheitsorganisation (WHO).

Solche Vorurteile tragen dazu bei, dass viele Patienten weder richtig diagnostiziert noch frühzeitig genug behandelt werden, dass somit erst recht vermeidbare Krankheitskosten anfallen. Es dauert durchschnittlich fünf bis sieben Jahre, inklusive unzähliger, meist vergeblicher Behandlungsversuche, bis ein FMS-Patient die richtige Diagnose erfährt.

Fibromyalgie ist ein Zustand totaler Überempfindlichkeit?

Fakt: Medizin und Wissenschaft gehen davon aus, dass es keine einzelne zutreffende Ursache für FMS-Beschwerden gibt. Man betrachtet die bei FMS generell erhöhte Empfindlichkeit für Wahrnehmungsreize aller Art als Quelle der körperlichen und psychischen Funktionsstörungen, die die Lebensqualität der Betroffenen erheblich beeinträchtigen. Stressoren unterschiedlichster Art spielen eine wichtige Rolle dabei, die Schmerz- und Wahrnehmungsreizverarbeitung „umzuprogrammieren".

Diese Erkenntnis führte dazu, dass man nicht mehr nach „dem einen" Heilmittel sucht, sondern den Wert einer angemessenen Behandlung der funktionellen Störungen in den Vordergrund stellt. Heute wird der Kompetenz und Selbstwirksamkeit des Patienten ein höherer Stellenwert zugestanden als früher. Die auf den Einzelfall zugeschnittene multimodale Therapie erwies sich als sehr erfolgeich.

Fakten zur Fibromyalgie

- Fibromyalgie (FMS) ist eine seit 30 Jahren national und international anerkannte Erkrankung.
- Fibromyalgie ist eine chronische Schmerzerkrankung unbekannter Ursache.
- Fibromyalgie ist eine weder tödliche noch lebensbedrohliche Erkrankung.
- Fibromyalgie verschlechtert nicht die Lebenserwartung.
- Fibromyalgie ist keine psychische Erkrankung.
- Fibromyalgie betrifft Erwachsene beider Geschlechter, deutlich überwiegend Frauen, sowie Kinder.
- Fibromyalgie ist durch eine erhöhte Reizempfindlichkeit gekennzeichnet.
- Fibromyalgie verursacht hartnäckige körperliche und psychische Funktionsstörungen.

Symptome und Funktionsstörungen

Hauptsymptome sind chronische Schmerzen in mehreren Körperregionen, im Rücken, in den Armen und Beinen, Schlafstörungen sowie chronische Müdigkeit und Erschöpfung. Solche Beschwerden müssen seit mindestens drei Monaten vorhanden sein. Die individuell sehr unterschiedlich ausgeprägten Beschwerden verursachen funktionelle Störungen und beeinträchtigen die Lebensqualität des Betroffenen.

FMS ist das Chamäleon, der „Verkleidungskünstler“ unter den Krankheiten. Fibromyalgie kann die Symptome und Warnzeichen von mindestens 30 anderen bekannten Krankheiten „nachahmen“. Der gesamte Körper und fast alle Organsysteme sind betroffen. Hinzu kommen psychische Probleme. Fibromyalgie äußert sich so beispielsweise sowohl im „Gewand“ der Zuckerkrankheit (Diabetes) als auch der Multiplen Sklerose oder als Depression. Und FMS kann jedes Lebensalter und jeden Menschen treffen.

Die Schilderung der Symptome durch den Betroffenen ist ein wichtiger Faktor, um zur richtigen Diagnose FMS zu gelangen. Hauptsymptome sind chronische, im ganzen Körper spürbare Schmerzen, Schlafstörungen, Müdigkeit und Erschöpfung, verminderte körperliche Belastbarkeit, Darm- und Blasenbeschwerden, Missempfindungen und Stimmungsstörungen sowie Überempfindlichkeit gegenüber Wahrnehmungsreizen (Berührung, Temperatur, Licht, Lärm u. a.).

Häufige FMS-Symptome

- chronische Schmerzen (Muskulatur, Gelenke) in mehreren Körperregionen
- nicht erholsamer Schlaf
- Müdigkeit und Erschöpfung
- verminderte körperliche Belastbarkeit
- Schwellungsgefühl/Ödemneigung (Hände, Füße)
- Morgensteifigkeit der Gelenke
- Missempfindungen (Taubheit, Kribbeln)
- erhöhte Empfindlichkeit bei Temperaturveränderungen
- erhöhte Druck-/Berührungsempfindlichkeit der Haut
- Licht-/Lärm-/Geruchsempfindlichkeit
- generell erhöhte Stressempfindlichkeit
- Kopfschmerz, Migräne
- gedrückte Stimmung (Depression)
- Ängstlichkeit
- Reizdarm (Durchfall, Verstopfung, Blähungen)
- Reizblase (häufiger Harndrang)
- prämenstruelle Beschwerden

Schmerzen

Chronische Schmerzen im Muskel- und Weichteilgewebe sind das auffallendste Kennzeichen des FMS. Betroffene beschreiben ihre Schmerzen etwa mit den Worten „Alles tut weh“, oder sie berichten über im Körper wandernde Schmerzen, nagenden, tiefen, plötzlich einschießenden oder brennenden Schmerz. Solche Schmerzen können als leicht oder sehr ausgeprägt und tief sitzend in Muskulatur, Sehnen und Bändern empfunden werden. Auch Gelenkschmerzen kommen häufig vor – daher die häufige Fehldiagnose „Rheuma“. Schmerzen im ganzen Körper (generalisierte oder ausgebreitete Schmerzen) können so stark sein, dass die Bewegungs- und Funktionsfähigkeit schwer beeinträchtigt sind.

Statistik auf der gegenüberliegenden Seite: Symptomhäufigkeit bei FMS-Patienten im Vergleich zu Normalpersonen (nach Selfridge, 2001): Schmerzen, Schlafstörungen und chronische Müdigkeit stehen im Vordergrund.

Meist erwacht der Betroffene morgens bereits mit Schmerzen und seine Gelenke fühlen sich steif an (Morgensteifigkeit). Im Tagesverlauf können die Schmerzen etwas nachlassen. Oft verschlimmern sie sich aber gegen Abend wieder. Je mehr man sich bewegt, desto stärker werden die Schmerzen, auch bei Kälte, feuchten Wetterlagen, Angst und Stressbelastung. Darüber hinaus leiden viele Patienten an Muskelverspannungen und -krämpfen, die bevorzugt nachts auftreten und den erholsamen Schlaf verhindern.

Susanne – 15 Jahre Schmerz

Damals vor 15 Jahren hätte sich Susanne niemals vorstellen können, welche Leidensgeschichte ihr bevorstehen würde. Sie war 29 Jahre alt, glücklich verheiratet und hatte zwei Kinder. Eines Abends kurz vor Weihnachten, als sie gerade vom Friseur gekommen war und in der Winterkälte mit einer Freundin ein anregendes Gespräch geführt hatte, hatte alles begonnen. Als Susanne nach Hause kam, war ihr Kopf ausgekühlt und die Kälte hatte eine unangenehme Gänsehaut auf dem Gesicht hinterlassen, die über den Nacken bis zur Schulter reichte. Und am nächsten Morgen waren Schmerzen da, die sie fast ein Leben lang begleiten sollten.

Die Schmerzen waren kaum zu ertragen. Sie nagten am Gesicht, den Backenknochen, Kiefern und Zähnen. Susanne ließ sich in ihrer Verzweiflung vier gesunde

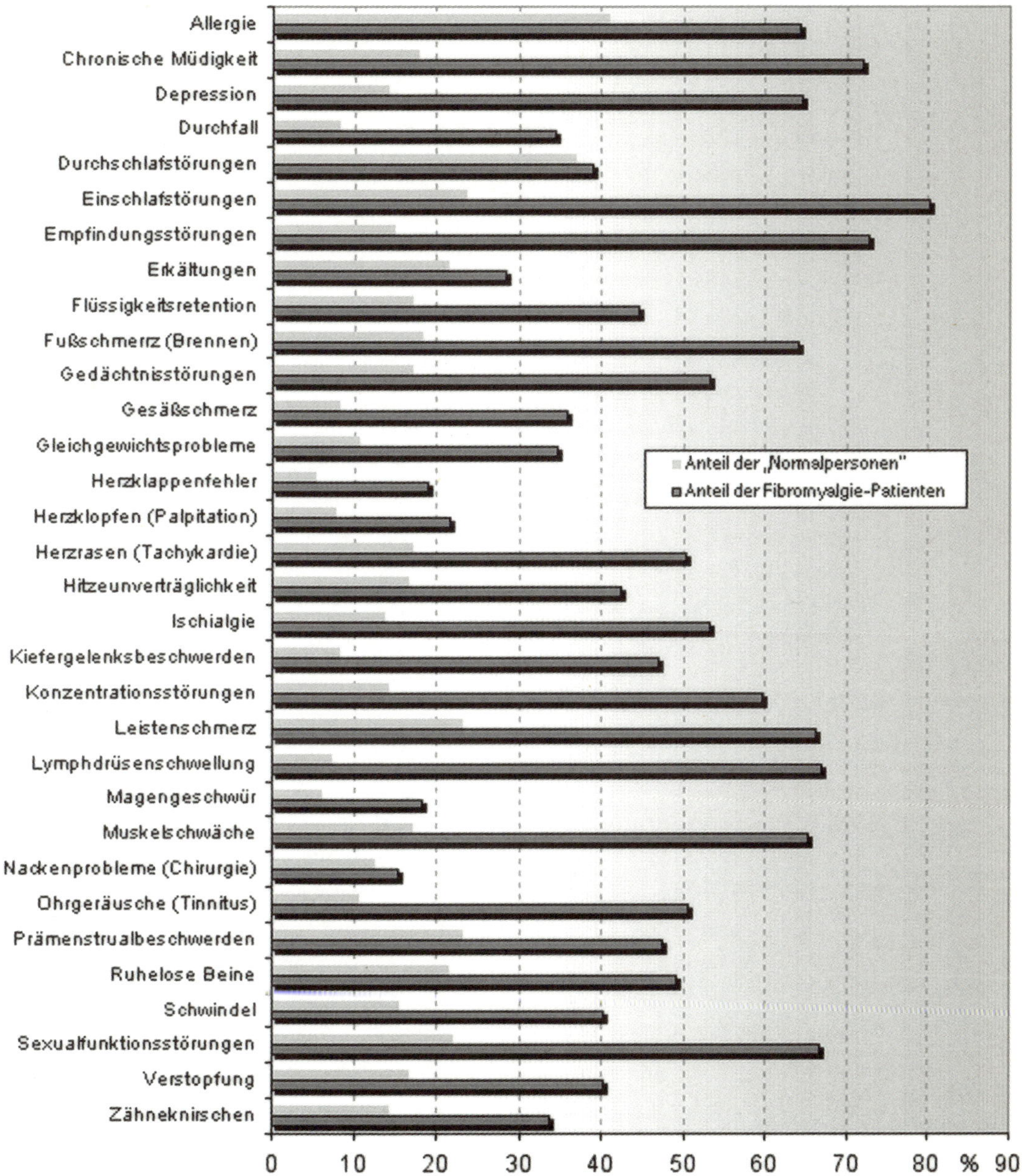
Allergie
Chronische Müdigkeit
Depression
Durchfall
Durchschlafstörungen
Einschlafstörungen
Empfindungsstörungen
Erkältungen
Flüssigkeitsretention
Fußschmerz (Brennen)
Gedächtnisstörungen
Gesäßschmerz
Gleichgewichtsprobleme
Herzklappenfehler
Herzklopfen (Palpitation)
Herzrasen (Tachykardie)
Hitzeunverträglichkeit
Ischialgie
Kiefergelenksbeschwerden
Konzentrationsstörungen
Leistenschmerz
Lymphdrüsenschwellung
Magengeschwür
Muskelschwäche
Nackenprobleme (Chirurgie)
Ohrgeräusche (Tinnitus)
Prämenstrualbeschwerden
Ruhelose Beine
Schwindel
Sexualfunktionsstörungen
Verstopfung
Zähneknirschen
Anteil der „Normalpersonen"
Anteil der Fibromyalgie-Patienten
0 10 20 30 40 50 60 70 80 % 90

Zähne ziehen, aber die Schmerzen blieben. Dann begann die Suche nach Hilfe, die Reise von einem Arzt zum nächsten. Auch zwei Operationen am Gesichtsnerv (Diagnose: Trigeminusneuralgie) blieben erfolglos.
Die Schmerzen breiteten sich allmählich aus, erfassten den Kopf, den Nacken und die Schultern. Darüber hinaus wurde Susannes rechte Hand zunehmend kraftloser, Geschirr fiel ihr aus der Hand, in den Fingern kribbelte es und die Hand schlief ständig ein. Und alle Gegenmaßnahmen waren vergebens. Ebenso erfolglos blieben zahlreiche Arztbesuche und Medikamente gegen Schmerzen.
Unverhohlene Schadenfreude der Schwiegereltern, die ihrem Sohn einredeten, er hätte „die Falsche" geheiratet – eine, die nach Auskunft des Dorfarztes an „eingebildeten Schmerzen leidet" –, machten Susanne schwer zu schaffen. Und alles wurde noch schlimmer: Susanne hatte kaum Kraft, zu Fuß zu gehen oder gar Treppen zu steigen.
Es folgte die Diagnose Bandscheibenschaden mit dem Rat, sich operieren zu lassen. Ein Neurologe stellte gar eine Multiple Sklerose fest. Die chronischen Schmerzzustände hatten mittlerweile eine Depression verursacht und Susanne konnte sich kaum mehr konzentrieren. Endlich, nach fast genau 15 Jahren Leidensgeschichte, wurde die richtige Diagnose gestellt: Fibromyalgie.

Gelenkschmerzen

Schmerzen in den Händen, den Handgelenken, Ellbogen, im Nacken, am Brustkorb, den Hüften, Knien, Sprunggelenken und in den Füßen kommen bei FMS häufig vor. Zwar wird meist eine Schmerzempfindlichkeit im Gelenkbereich angegeben, aber das Gelenk selbst ist in der Regel nicht krankhaft verändert. Der Schmerz geht oft vom Sehnenansatzpunkt am Knochen aus.

Im Regelfall treten Entzündungen der Sehnen (Tendinitis), der Sehnenscheiden (Tendovaginitis) oder Gelenkkapseln (Bursitis) im Zusammenhang mit ungewohnten eintönigen (repetitiven) Bewegungsabläufen auf. Solche Schmerzen werden bei FMS gewissermaßen „nachgeahmt". Übliche Behandlungen wie Kühlung, Ruhigstellung oder antientzündlich wirksame Arzneimittel helfen zwar bei Entzündungen von Gelenken, Sehnen und Bändern, bleiben aber bei FMS-Gelenkschmerzen meist wirkungslos. Eine rheumatische Erkrankung sollte ausgeschlossen sein.

Rückenschmerz

Schätzungsweise bis zu 85 Prozent der deutschen Bevölkerung leiden unter Rückenbeschwerden. Rückenschmerz ist nur selten Zeichen eines strukturellen Schaden, (Beispiel Knochenbruch). Rückenschmerz betrifft und beeinträchtigt immer den ganzen Menschen. Was im Einzelfall die genaue Ursache von Rückenschmerz ist, bleibt in der Regel unerklärlich. Oft lässt sich nicht einmal der genaue Schmerzort angeben. Risikofaktoren, die Rückenschmerz begünstigen, kennt man besser: körperliche, psychische und soziale Probleme, Zwangshaltungen, Bewegungsmangel und chronischer Stress. Hier die gute Nachricht: In 80 Prozent der Fälle handelt es sich dabei um einen unkomplizierten Rückenschmerz.

Auch ohne FMS führt Rückenschmerz zum Teufelskreis: Bewegung wird vermieden, weil man fälschlich annimmt, dass Bewegung und Belastung gefährlich sind. Ergebnis: je mehr Schonung, desto schlimmer die Beschwerden. Gewinnt die Einsicht Oberhand, dass man Rückenprobleme selbst beeinflussen kann, beginnt der Weg zur Heilung. Trainierte Rücken- und Bauchmuskulatur schützt hochwirksam vor Rückenschmerzattacken. Eine kurzfristige Anwendung (wenige Tage) von starken Schmerzmitteln (Opiaten) kann akuten Rückenschmerz lindern.

Brustschmerzen

Etwa ein Drittel der FMS-Patienten ist von Brustschmerzen betroffen. Solche Beschwerden wirken äußerst beunruhigend, da es sich ja um eine Herzerkrankung handeln könnte. Allerdings weisen Untersuchungen und Labortests so gut wie nie auf irgendeine krankhafte Veränderung am Herzen hin.

Vom knöchernen Skelett des Brustkorbs (und nicht vom Herzen) ausgehende Schmerzen sind dann anzunehmen, wenn die Abtastung des Brustkorbs schmerzhaft ist. Besonders druckempfindlich sind meist die Stellen, wo die Rippenknorpel am Brustbein ansetzen. In Zweifelsfällen kann durch eine Untersuchung beim Kardiologen der Verdacht auf eine Herzerkrankung entkräftet werden.

Kopfschmerz und Migräne

Mehr als 40 Prozent der FMS-Patienten leiden regelmäßig bzw. täglich unter manchmal schweren Kopfschmerzen. Spannungskopfschmerzen beginnen mit bohrendem Schmerz im oberen Nackenbereich, der meist von Muskelverspan-

Ein Teufelskreis: Rückenschmerz

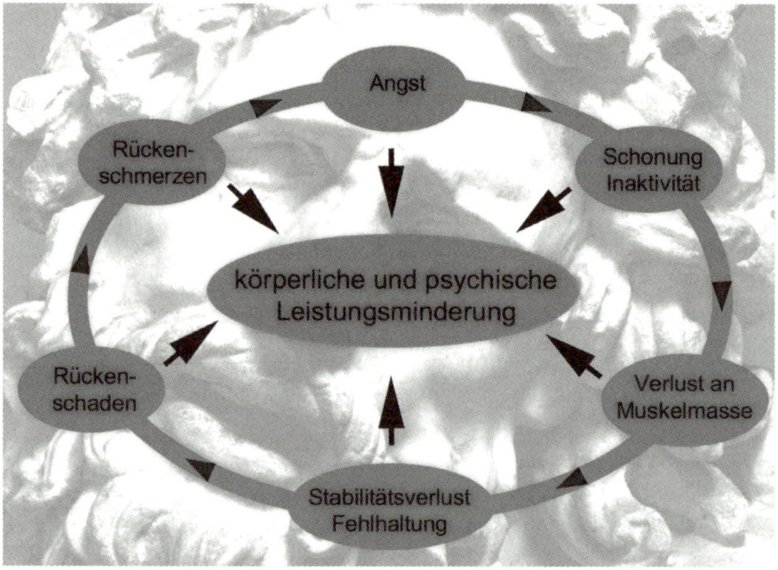

nung ausgelöst wird. Migräne-Kopfschmerz kommt seltener vor, etwa gleich häufig wie in der Allgemeinbevölkerung.

Die eigentliche Ursache der Migräne ist noch immer unklar. Man vermutet eine Störung im Umfeld von Nervenbotenstoffen wie Serotonin, die eine Entzündung der Nerven und der begleitenden Gefäße auslösen könnte, was zur Minderdurchblutung des Sehzentrums und Empfindungs- oder Sprachstörungen führt. Beispielsweise ist die Hirnrinde bei Migränepatienten auch zwischen den Attacken überempfindlich.

Migränepatienten sind licht- und lärmempfindlich. Die Überempfindlichkeit der Hirnrinde und die verminderte Fähigkeit, bei Reizüberflutung abzuschalten, gilt als Ursache der sogenannten Migräneaura. Sicher ist, dass Migräne nicht einfach eine Form von Kopfschmerz, sondern eine neurobiologische Funktionsstörung des Gehirns und der Blutgefäße im Kopf ist.

Hermann – Migräne ist nicht nur Frauensache

Hermann ist ein drahtiger, sportlicher und braun gebrannter Naturbursche von 59 Jahren. Er kam in die Sprechstunde und stellte viele Fragen: Er wollte wissen,

ob es möglich sei, dass man seit der Kindheit Migräne haben kann, ob Migräne bei Tätigkeit mit den Händen zunehmen kann und ob es möglicherweise einen Zusammenhang mit Schmerzen in der rechten Schulter geben könnte.
Auf die Frage, warum er dies alles wissen wolle, sagte Hermann: „Bisher hat jeder Arzt, der mich untersucht hat, abgewunken und erklärt, Migräne sei nur etwas für Frauen, und weitere Fragen waren nicht zugelassen!“
In einem langen Gespräch berichtete er über Nacken- und Schulterschmerzen sowie Migräne, über bewegungsabhängige Schulter-Arm-Schmerzen, rechts stärker als links. Und seit 20 Jahren schlief ihm jede Nacht der rechte Arm ein. Schließlich betete Hermann zahlreiche Diagnosen anderer Ärzte herunter (Lumbalgie, Retrolisthese L3/L4, Coxarthrose rechts, Gonarthrose beidseits) und meinte, dass vor allem beim Bergabgehen die rechte Leiste und beide Knie schmerzten.

Schlafstörungen

Etwa 90 Prozent der FMS-Patienten klagen über Schlafstörungen. Entweder man kann nur schwer einschlafen (Einschlafstörung) oder man wacht öfter mitten in der Nacht auf, dreht und wälzt sich schlaflos im Bett und kann kaum wieder einschlafen (Durchschlafstörung).

Darüber hinaus erwachen die Betroffenen häufig noch zu sehr früher Morgenstunde. Solche Schlafstörungen wirken auf Dauer zermürbend, erhöhen das Risiko für Tagesschläfrigkeit, Erschöpfung, chronische Müdigkeit und Leistungseinbußen. Wer an FMS leidet, wacht morgens meist müde und „gerädert“ auf („nicht erholsamer Schlaf“).

Oft berichten Betroffene auch, dass sie einen „leichten Schlaf“ hätten bzw. beim geringsten Geräusch oder Veränderungen der Umgebungstemperatur aufwachen. Andere behaupten, sie würden gut schlafen. Viele merken allerdings überhaupt nichts von ihren Schlafstörungen, da sie während der Nachtruhe nicht vollständig erwachen.

Schlafstudien zeigen, dass bei FMS-Patienten die Schlafqualität beeinträchtigt ist. Schlafmuster werden durch Messung der Hirnwellenaktivität während der verschiedenen Schlafstadien mithilfe der Elektroenzephalografie (EEG) untersucht. Normalerweise kommen in den tiefsten Stadien des Schlafs breite Hirnwellen

(Delta-Wellen) vor. Bei FMS erkennt man nicht selten gestörten Tiefschlaf an flachen hochfrequenten Alpha-Wellen im EEG.

Der ungestörte Tiefschlaf ist für die Erholung des Körpers außerordentlich wichtig: Nur wenn die Muskelaktivität im Tiefschlaf zur Ruhe kommt (motorische Abkopplung), ist die Regeneration von Muskel- und anderen Körpergeweben möglich. Schlaf und Gedächtnis sind vielfältig verknüpft. Man weiß, dass Schlafmangel die Leistung des schnellen Arbeitsgedächtnisses mindert. Wer gut geschlafen hat, ist fit, belastbar und guter Dinge. Dies spricht für die regenerative Wirkung. Schlaf dient der Erholung des gesamten Organismus. Nach erholsamem Schlaf funktionieren viele Organe besser als nach langen Wachzuständen.

Selbstdiagnose Schlafprobleme

Mein Schlaf ist nur leicht und oberflächlich.	Ja ☐ Nein ☐
Es dauert meist länger als 30 Minuten, bis ich einschlafe, und/oder ich liege nachts länger wach.	Ja ☐ Nein ☐
Ich bekomme meist weniger als sechs Stunden Schlaf.	Ja ☐ Nein ☐
Ich wache nachts häufig auf.	Ja ☐ Nein ☐
Meine Leistungs- und Konzentrationsfähigkeit ist beeinträchtigt.	Ja ☐ Nein ☐
Ich fühle mich häufig niedergeschlagen, unausgeglichen oder nervös.	Ja ☐ Nein ☐
Tagsüber fühle ich mich schläfrig und müde.	Ja ☐ Nein ☐
Die Schlafprobleme treten häufiger als dreimal pro Woche auf.	Ja ☐ Nein ☐
Die Schlafprobleme bestehen länger als vier Wochen.	Ja ☐ Nein ☐

Vier oder mehr Ja-Antworten deuten auf eine echte Ein- und Durchschlafstörung (Insomnie) hin: Schlafprobleme mindestens dreimal oder häufiger pro Woche, länger als vier Wochen andauernd, mit beeinträchtigter Stimmung und Leistungsfähigkeit tagsüber. Qualifizierte ärztliche Beratung ist dann empfehlenswert. Einzelne „schlechte" Nächte oder vorübergehende kurz dauernde Schlafprobleme sind meist harmlos.

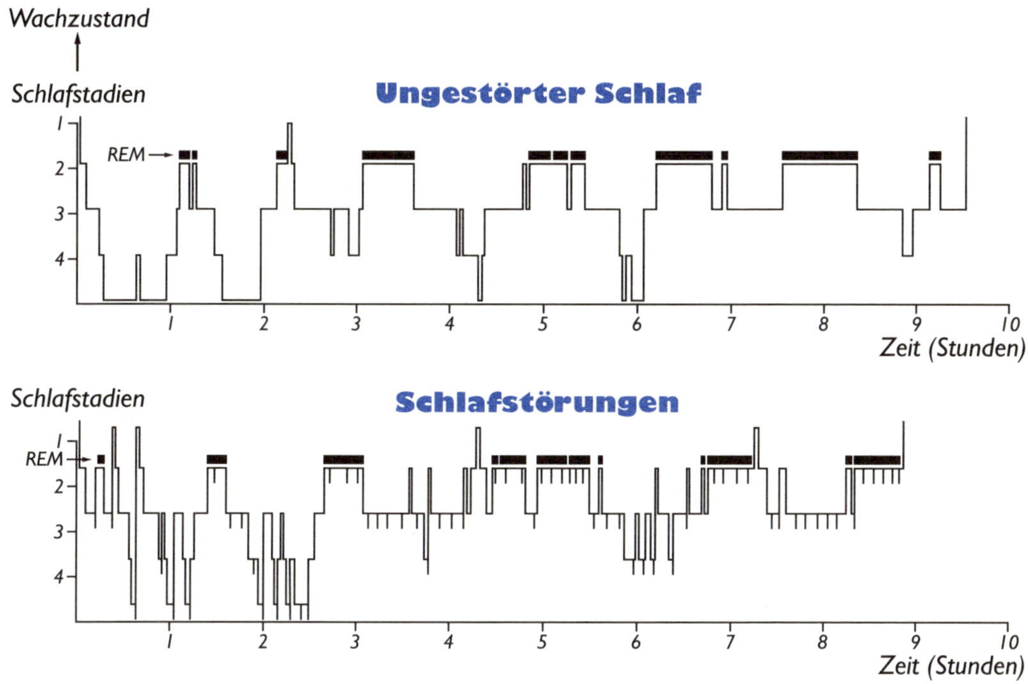

Reizdarm

Störungen der Darmfunktionen ohne nachweisbar organische Ursache werden salopp als „Reizdarm" bezeichnet. Die Symptome sind abwechselnd Verstopfung und Durchfall, ein ständiges Gefühl von Blähungen und Bauchschmerzen. Im Prinzip gehen die Beschwerden auf eine erhöhte Empfindlichkeit des Verdauungsapparats zurück. Funktionsstörungen der Verdauung beeinträchtigen den Schlaf und das soziale Leben (Stuhldrang, Durchfall, Blähungen).

Als „Reizmagen" wird die Kombination von Symptomen im Oberbauch (Bauchschmerzen, Sodbrennen, Druckgefühl, Völlegefühl, Aufstoßen, Appetitlosigkeit, Übelkeit, Erbrechen, Dyspepsie) bezeichnet. In der Regel handelt es sich um eine gestörte Magenbeweglichkeit ohne organische Ursache (Motilitätsstörung). Die Diagnose Reizmagen wird vom Arzt erst dann gestellt, wenn andere Ursachen ausgeschlossen sind.

Der Schlaf folgt einem biologischen Rhythmus verschiedener Schlafphasen (1–4; 4 = Tiefschlafphase). Schlafstörungen können eine verlängerte Einschlafzeit, eine verkürzte Gesamtschlafzeit und eine Verkürzung der für die körperliche Regeneration wichtigen Tiefschlafphasen verursachen.

Bei etwa einem Drittel der FMS-Patienten kommt es immer wieder anfallsartig zu Durchfall, Verstopfung, Völlegefühl, krampfartigen Bauchschmerzen, Blähungen und weiteren funktionellen Darmbeschwerden. Verschwinden die Symptome nicht spontan oder nach Ernährungsumstellung bzw. Selbstbehandlung, sollte man sicherheitshalber einen Gastroenterologen aufsuchen. Der Facharzt kann mit verschiedenen Methoden mögliche Magen- oder Darmerkrankungen nachweisen oder ausschließen.

Es gibt viele Ursachen und Auslöser: Veranlagung, psychisches Trauma, Motilitätsstörungen, Entzündungen, Antibiotika, Magensäure, *H.-pylori*-Infektion, Ängstlichkeit. Die zugrunde liegende Überempfindlichkeit des Verdauungssystems lässt sich mit Medikamenten kaum günstig beeinflussen. Halbwegs wirksam sind altbewährte pflanzliche Mittel (Pfefferminze, Kamille, Ingwer, Kümmel, Wermut, Leinsamen). Oft hilft auch eine Wärmflasche auf dem Bauch. Am besten man überprüft die eigene Ernährung und stellt sie bei Bedarf auf gesunde, ausgewogene, bevorzugt pflanzliche Kost um.

Diagnose Reizmagen (Dyspepsie)

Während der letzten sechs Monate sind mindestens drei Monate lang folgende Symptome aufgetreten:

- unangenehmes Völlegefühl nach dem Essen
- beschleunigtes Sättigungsgefühl
- Oberbauchschmerzen
- Brennen im Oberbauch

Diagnose Reizdarm

Bauchschmerzen oder Unwohlsein an mindestens drei Tagen pro Monat während der letzten drei Monate. Solche Symptome haben sich erstmals sechs Monate zuvor gezeigt. Darüber hinaus gilt:

- Besserung durch Stuhlgang
- fluktuierender Stuhlgang (selten/häufig)
- fluktuierende Stuhlkonsistenz (weich/hart)

Blähungen (Meteorismus)

Übermäßige und unangenehme Gasansammlung im Verdauungskanal mit Abgang von Winden (Flatulenz).

- Ursachen: schlaffe Bauchdecke, Verstopfung, Kohlenhydratunverträglichkeit, Luftschlucken, Hülsenfrüchte (z. B. Bohnen), beschleunigte Darmpassage (Infekte, schlechtes Kauen, Angst, Stress), übermäßiges Wachstum von Darmbakterien, Erkrankungen der Bauchspeicheldrüse.
- Therapie: Bauchmuskeltraining, Darmregulierung (Lein-, Flohsamen), Meidung unverträglicher Kohlenhydrate (z. B. Laktose) und blähender Speisen (Bohnen, Kohl u. a.), Colonmassage.

Reizblase

Etwa 40 bis 60 Prozent der FMS-Patienten, vor allem Frauen, leiden unter starkem Harndrang und Beschwerden beim Wasserlassen, ohne dass ein Harnwegsinfekt vorliegt. Dieses Beschwerdebild wird als „Reizblase" bezeichnet. Man findet keine Organveränderungen oder ursächliche Erkrankung. Die Blasenprobleme beruhen vermutlich auf einer Fehlfunktion des vegetativen Nervensystems.

Starker Harndrang und Schmerzen beim Wasserlassen sind tagsüber besonders intensiv, stören aber die Nachtruhe meistens nicht. Der Harndrang kann zu unwillkürlichem Harnabgang führen (Dranginkontinenz).

Studien zufolge leiden Frauen mit sogenannter „interstitieller Zystitis" häufig an FMS. Dies gilt auch umgekehrt. Die interstitielle Zystitis ist eine Entzündung der Blasenwand unklarer Ursache. Die Beschwerden umfassen häufiges Wasserlassen, Harndrang, Unterleibsschmerzen, die sich nach dem Wasserlassen bessern, ein brennendes Gefühl sowie Schwierigkeiten bei der Blasenentleerung. Die Diagnose der interstitiellen Zystitis ist schwierig: Urinuntersuchungen ergeben keinen krankhaften Befund. Endoskopisch gewonnene Gewebeproben weisen aber häufig auf eine Entzündung der Blasenwand hin. Sind die Beschwerden sehr ausgeprägt und hartnäckig, empfiehlt sich eine urologische Beratung bzw. Diagnostik und Behandlung.

Da die Reizblase nicht infektiös bedingt ist, bringen auch Antibiotika nichts. Bewährte Naturheilmittel wie pflanzliche Blasentees (Birke, Brennnessel, Sägepalme u. a.) und eine konsequente Trinkmenge tagsüber von zwei bis drei Litern Wasser lindern die Beschwerden. Darüber hinaus wird Beckenbodentraining empfohlen (Physiotherapie oder Vibrationstraining).

Reizempfindlichkeit

Sinneswahrnehmungen wie Hören, Sehen, Riechen und Berührung gehören zur Grundausstattung eines jeden Menschen, damit er sich optimal an wechselnde Umweltbedingungen anpassen kann. Übermäßige Belastung des Sensorsystems verursacht Schmerz und warnt so vor mitunter lebensbedrohlichen Gefahren. Wahrnehmung von Druck, Lärm, Temperatur, Licht und Geruch dient dem Schutz des Körpers.

Bei FMS befindet sich das Sensorsystem offenbar ständig im Alarmmodus, was zur generellen und chronischen Reizempfindlichkeit führt: Licht-, Lärm-, Temperatur-, Geruchs- und Berührungsempfindlichkeit. Schon kleine Veränderungen werden als unangenehm empfunden oder verursachen Schmerzen. FMS-Patienten stoßen damit oft auf Unverständnis, mehr noch, es wird ihnen oft zum Vorwurf gemacht. „Reiß dich zusammen!", heißt es dann. Derartiges Unverständnis ist hochgradig gefühllos.

Reizempfindlichkeit ist das problematische Kennzeichen des FMS-Patienten. Sein Sensorium ist im Dauerzustand Alarmstufe Rot und macht das Leben zur Hölle. Es ist eine der größten und schwierigsten Herausforderungen, wieder zu einer Körperwahrnehmung zu kommen, die das Leben erträglicher macht. Der Weg dorthin führt über die behutsame „Abgewöhnung" der extremen Reizempfindung durch „Sensortraining".

Das Ziel ist ein gesundes Maß an Wahrnehmungsqualität für die Basisempfindungen Kälte und Wärme, Hunger, Durst und Sättigung, Schlaf und Wachzustand, Anforderung und Erholung, Spannung und Entspannung. Keine leichte Aufgabe.

Berührung und Druck

Auf einem Quadratzentimeter Haut befinden sich im Durchschnitt 25 Druck- und Schmerzrezeptoren. Schon die sanfte Berührung kann bei manchen FMS-Patienten angstbesetzte Schmerzreaktionen hervorrufen. Zartes Streicheln löst dann Unbehagen, brennende oder stechende Empfindungen aus. Bei starkem Händedruck kann der Schmerz aber auch überraschenderweise nachlassen. Bei jedem Patienten ist die Schwelle unterschiedlich hoch, wo Berührung und Druck als schmerzhaft erlebt werden.

Kälte und Wärme

Auf einem Quadratzentimeter Haut befinden sich im Durchschnitt zwölf Kälte- und zwei Wärmerezeptoren. Viele FMS-Patienten leiden unter einer besonderen Empfindlichkeit gegenüber Kälteeinwirkung. Bei niedriger Umgebungstemperatur kommt es zu Frieren, Frösteln, Kältezittern oder Gänsehaut. Die Hautgefäße ziehen sich zusammen und die Durchblutung an Armen und Beinen verringert sich. Bei hoher Außentemperatur kommt es zu Hitzegefühl, vermehrter Hautdurchblutung mit Hautrötung, einer verbesserten Durchblutung der Arme und Beine sowie zu Schweißausbrüchen. Ein schrittweises „Temperaturtraining“ (Wechselduschen, Kneipp-Therapie) ist oft hilfreich.

Bei etwa 40 Prozent der Patienten sind sogar Beschwerden zu beobachten, die dem sogenannten Raynaud-Syndrom gleichen: Durchblutungsstörungen an den Händen, die durch Gefäßkrämpfe verursacht werden. Kälteeinwirkung, psychischer Stress, Erfrierungen, bestimmte Blutkrankheiten, Bindegewebskrankheiten (Arthritis, Sklerodermie) oder Vibrationen (Arbeit mit Presslufthammer) können Schmerzanfälle mit einer zunächst weißen, dann bläulichen Verfärbung der Finger auslösen.

Anschließend sorgt die wieder einsetzende Durchblutung für eine Rotfärbung. Man vermutet, dass solche Symptome bei FMS deshalb häufiger vorkommen, weil auf den Blutplättchen Rezeptoren für den Nervenbotenstoff Noradrenalin vermehrt vorhanden sind.

Hören, Sehen, Riechen

Die Ohren und die Nase sind immer in Betrieb, Tag und Nacht, die Augen nur tagsüber. Alle drei Sinnesorgane dienen der Orientierung und erfüllen, falls nötig, wichtige Warnfunktionen. Vor allem die Nase wird oft unterschätzt. Sie ist evolutionsbiologisch das älteste Sinnesorgan und spielt insbesondere zur Unterscheidung von genießbar, ungenießbar und giftig eine wichtige Rolle. FMS-Patienten leiden häufig an ausgeprägter Licht- und Lärmempfindlichkeit. Mitunter ist auch die Geruchsempfindung extrem stark, insbesondere bei Frauen.

- Lärm ist Stress pur und gehört zu den sozialpolitisch meistignorierten Gesundheitsrisiken. Dass Lärm krank macht, hat die Medizin in unzähligen Studien nachgewiesen, ohne Konsequenz. Das Ergebnis von Straßen-, Flug-, Bau- und Maschinenlärm ist die Zunahme stressbedingter Hörschäden mit folgenden Symptomen: Schwerhörigkeit, Geräuschempfindlichkeit (Hyperakusis), Hörsturz, Ohrgeräusche (Tinnitus), Lärmangst (Phonophobie). Tinnitus könnte man als „ohrspezifische Fibromyalgie" bezeichnen, eine zentrale Fehlverarbeitung von Schallempfindungen.

  Jedes Lärmereignis versetzt den Körper in den Alarmzustand (Blutdruck, Herzschlag, Angst, „Kampf oder Flucht"). Und chronische Lärmbelastung ist ein weiteres wichtiges Teil im FMS-Puzzle. Gehörschutz ist wichtig, aber für Lärmempfindliche keine echte Lösung. Bislang gibt es keine spezifische und wirksame Therapie für Tinnitus. Nur ein individuell passendes „Hörtraining" kann dabei helfen, angstbesetzte Ohrgeräusche zu mindern oder zu beseitigen. Immerhin verschwinden solche Symptome in 70 Prozent der Fälle vollständig und zu 90 Prozent zum größten Teil. Nur jeder zehnte Tinnitus-Patient leidet an hartnäckigen lästigen Ohrgeräuschen.
- Lichtempfindlichkeit bzw. Lichtscheu (Photophobie) ist ein häufiges FMS-Teilsymptom unklarer Ursache. So mancher Betroffene führt ein Leben mit Sonnenbrille. Insbesondere gibt es Hinweise darauf, dass Lichtempfindlichkeit eng mit Schlafstörungen verknüpft ist. Bei Patienten mit Kopfschmerzen oder Migräne ist Photophobie besonders ausgeprägt.
- Geruchsempfindlichkeit ist eine erhöhte Wahrnehmungsqualität (Hyperosmie), die besonders Frauen betrifft. Schon kleinste Duftpartikel können Unwohlsein oder gar Übelkeit auslösen. Man muss feststellen, dass sich mittlerweile um uns herum eine „Duftverschmutzung", eine Überflutung mit künstlichen Duftstoffen und Aromen abspielt. Da Gerüche in der Regel mit Emotionen verknüpft sind, lösen starke Geruchsempfindungen Stressreaktionen aus. Meist hilft nur ein spezifisches „Aromatraining", um die Geruchswahrnehmung wieder auf ein erträgliches Maß einzustellen.

Restless-Legs-Syndrom (RLS)

Bei etwa jedem dritten FMS-Patienten kann das „Syndrom der unruhigen Beine" (Restless-Legs-Syndrom, RLS) beobachtet werden. Ursachen und Mechanismen dieser Bewegungsstörung sind noch weitgehend unklar. Bei RLS kommt es tagsüber und nachts zum Drang, die Beine zu bewegen, begleitet von unangenehmem Kribbeln und Ziehen in den Beinen oder anderen Missempfindungen. Auch die Arme und sogar die Kopfhaut können von dieser Empfindungsstörung befallen sein. RLS ist fast immer mit Schlafstörungen verbunden. Generelle Empfehlungen für die Therapie gibt es nicht. Aktuelle Leitlinien empfehlen L-Dopa oder Dopaminagonisten in schweren Fällen.

Diagnose RLS

- Bewegungsdrang der Beine ist meist mit sensiblen Störungen unterschiedlicher Qualität oder Schmerzen verbunden.
- Bewegungsdrang der Beine tritt ausschließlich in Ruhe und Entspannung auf.
- Bewegungsdrang der Beine wird durch Bewegung gebessert oder verschwindet ganz.
- Bewegungsdrang der Beine tritt überwiegend abends und nachts auf.

Ödemneigung/Schwellungsgefühl

Etwa ein Viertel der FMS-Patienten berichten über neurologische Beschwerden wie Taubheitsgefühl und Kribbeln in den Armen und Beinen. Hände, Füße und Sprunggelenke können sich unförmig und geschwollen anfühlen, obwohl keine Schwellung sichtbar oder zu tasten ist. Neurologische Untersuchungen bleiben meist ohne Befund, krankhafte Störungen lassen sich in der Regel nicht nachweisen. Die Ursache solcher Missempfindungen ist nach wie vor unbekannt.

Wassereinlagerung in Geweben bezeichnet man als Ödem. Oft sehen schon morgens die Augen geschwollen aus und tagsüber kommen dann müde, schwere Beine hinzu. Häufig verschlimmern sich die Schmerzen, wenn sich Ödeme bilden.

Sollten Sie bemerken, dass Ringe am Finger und Schuhe an den Füßen sehr fest sitzen bzw. eine deutliche Schwellung spürbar ist, ist ein Arztbesuch empfehlenswert. Solche Schwellungen können durch Gelenkentzündungen, Herzkrankheiten oder Veränderungen des Hormongleichgewichts im Blut ausgelöst werden. Fibromyalgie verursacht gewöhnlich keine krankhaften Gelenkprobleme (Arthrose, Arthritis).

Schwindel

Der Begriff Schwindel bezeichnet das Gefühl der unsicheren Orientierung im Raum. Bei hohem Seegang, beim Blick in die Tiefe oder nach einer Fahrt auf dem Kettenkarussell ist dieses Gefühl durchaus normal (gutartiger Lagerungsschwindel). Der krankhafte Schwindel tritt in der Regel ohne äußeren Anlass auf. Man unterscheidet verschiedene Missempfindungen:

- Beim Drehschwindel dreht sich die Welt wie in einem Karussell.
- Wer Schwankschwindel erlebt, hat das Gefühl, zu taumeln oder wie auf Watte zu gehen.

Drei Organe registrieren die Lage des Körpers im Raum und regulieren das Gleichgewicht (Gleichgewichtssinn): der Gleichgewichtsapparat im Innenohr, Nervenfühler in Muskeln und Sehnen sowie die Augen.

Der Ohrknochen ist sowohl Sitz des Gehörs als auch des Gleichgewichtsorgans. Es besteht aus drei Bogengängen, die in alle drei Richtungen des Raumes ausgerichtet sind und Flüssigkeit enthalten. Bei einer Drehbewegung des Kopfes, wie beim Walzertanzen, streicht diese Flüssigkeit über winzige Härchen, die mit Nervenzellen verbunden sind. Die Nervenzellen registrieren so die Bewegung des Kopfes. Kommt der Kopf wieder zum Stillstand, streicht die Flüssigkeit noch sekundenlang weiter an den Nervenzellen vorbei. Es entsteht der Eindruck, als ob sich der Raum dreht.

Das Gleichgewichtsorgan im Innenohr, die Nervenfühler in Muskeln und Sehnen sowie die Augen geben ihre Meldungen über die Lage des Körpers an das Gleichgewichtszentrum im Hirnstamm und an das Kleinhirn weiter, wo Sinneseindrücke verarbeitet und in Einklang gebracht werden müssen. Einige Nervenfasern senden ihre Informationen zu vegetativen Hirnzentren, zu denen auch das Brechzentrum gehört. Daher kann bei starkem Schwindel Übelkeit und Erbrechen auftreten.

Die Schwindelursachen betreffen das Gleichgewichtsorgan im Innenohr, das Gehirn, die Augen, verschiedene Funktionsstörungen innerer Organe, die Psyche und äußere Einflüsse. Vor allem bei älteren Menschen wirken oft mehrere Ursachen zusammen.

FMS-Patienten leiden häufiger an angstbesetztem Schwankschwindel mit Benommenheit, Gangunsicherheit, Dreh- und Liftschwindel oder dem Gefühl des Gezogenwerdens. Die Körperbalance selbst ist meist intakt. Ungünstig ist, dass Schwindel zu Atemproblemen mit Schnellatmung (Hyperventilation) und muskulärer Anspannung führt. Von Medikamenten ist kaum Abhilfe zu erwarten, höchstens bei Reisekrankheit und kurzfristig bei hochakutem Schwindel. Da für das Gleichgewicht mehrere Sinnesorgane zuständig sind, gilt auch hier, dass Vermeidungsverhalten kontraproduktiv ist. Vielmehr sollte man mit einem „Gleichgewichtstraining“ versuchen, die Körperhaltung zu verbessern, Muskelverspannungen zu lösen und das Körpergefühl insgesamt zu stärken, etwa durch Bewegungstraining (Schwimmen, Tanzen, Walking u. a.), Yoga, Tai-Chi, Massagen oder Gymnastik.

Schwindelursachen

- Schwindel bei Erkrankungen des Gleichgewichtsorgans
- Schwindel durch Sehstörungen
- psychisch bedingter Schwindel (somatoformer/phobischer Schwankschwindel)
- Altersschwindel

Konzentration und Gedächtnis

Keine Angst, es ist keine Alzheimer-Demenz! Jeder vierte FMS-Patient klagt über Konzentrations- und Gedächtnisstörungen. Vergisst man den Grund eines Anrufes, nachdem man die Telefonnummer gewählt hat, ist das Kurzzeitgedächtnis betroffen. Auch Störungen des Langzeitgedächtnisses kommen vor. Konzentrationsstörungen können bei FMS so schwer sein, dass man die beruflichen Anforderungen nicht mehr bewältigt.

Die Symptome weisen auf geringe Belastbarkeit hin. Das ist kein Wunder, wenn man die vielen funktionellen Beeinträchtigungen und die eingeschränkte körperliche Leistungsfähigkeit berücksichtigt. Zahlreiche Studien haben den ungünstigen Einfluss von Stress, Schmerz, Angst und Depressivität auf kognitive Hirnfunktionen (Konzentration, Gedächtnis) relativ überzeugend nachgewiesen. Man wird zunehmend vergesslich und kann sich schlecht konzentrieren, wenn man von FMS geplagt ist. Die gute Nachricht ist, dass für FMS empfohlene Bewegungsprogramme wie Gymnastik, Freizeitsport, Yoga und Tai-Chi nicht nur

Angst, Schmerz und Depressivität wirksam mindern, sondern auch die gewohnten Konzentrations- und Gedächtnisleistungen zurückbringen können.

Angst

Schmerz und Angst gehören zusammen. Sie sind die wichtigsten Alarmsignalgeber. Angst ist lebenswichtig und schützt vor tödlichen Gefahren. Zudem schärft Angst die Sinne. Man sieht, hört und riecht in brenzligen Situationen urplötzlich doppelt so gut. Chronische Angstzustände machen das Leben aber kaum erträglich. Die Sinnesorgane befinden sich dann, wie bereits mehrfach betont, ständig im Zustand Alarmstufe Rot. Das zermürbt, quält und erschöpft den Menschen.

Manche FMS-Patienten klagen über eine ausgeprägte Angstproblematik, verknüpft mit hochgradigem Stress. Nicht selten kommt es zum Teufelskreis von Angst und Schmerz. Angst verschärft als begleitende Empfindungsqualität alle beschriebenen FMS-Symptome. Nur ein konsequentes Programm zur Entschärfung aller Komponenten der Reizüberpfindlichkeit wird Ängste abbauen helfen. Angstlösende Medikamente (Anxiolytika) sind nur in wenigen, fachärztlich geprüften Fällen erlaubt.

Depressivität

Bis zu drei Viertel aller FMS-Patienten leiden an depressiven Beschwerden. Aber Achtung: FMS-Patienten sind nicht per se psychisch krank! Darauf weisen die aktuellen Leitlinien explizit hin. Man muss zwischen psychiatrisch relevanten Depressionen und Depressivität bei FMS deutlich unterscheiden. Hält man sich noch einmal die unzähligen FMS-Beschwerden vor Augen, wundert sich niemand, dass der Betroffene nachhaltig gedrückter Stimmung ist. Jedes körperliche und psychische Trauma ebenso wie Dauerstress verursachen depressive Verstimmungen, die mitunter gar nicht richtig bemerkt werden.

Depression ist eine fast obligate Begleiterscheinung des FMS. Schmerz, Angst und depressive Verstimmung verstärken sich gegenseitig. Die Erfahrung zeigt, dass depressive Symptome bei FMS dann gebessert werden, wenn Schmerz, Stressbelastungen und Ängste verschwinden. Einige wenige Antidepressiva haben sich als wirksam zur Behandlung der Fibromyalgie erwiesen, in deutlich reduzierter Dosierung (im Vergleich zur Behandlung der echten Depression) und in zeitlich begrenzter Anwendung.

Echte Depression

Stimmung	■ gedrückte, dysphorische Stimmung ■ Stimmungsschwankungen ■ „Morgentief" (das sich im Lauf des Tages bessert) ■ Schuldgefühle ■ Gefühl der Wertlosigkeit ■ Empfindungsverlust für Freude (Anhedonie) ■ sozialer Rückzug (innere Emigration) ■ Suizidgedanken
Aktivität	■ verminderter Antrieb ■ erniedrigtes Energieniveau ■ Apathie oder Unruhe ■ verlangsamte Sprache
Körperliche Befindlichkeit	■ Schlafstörungen (Schlaflosigkeit/übermäßiger Schlaf) ■ Essstörungen (Gewichtszunahme/Gewichtsverlust) ■ verminderter Sexualtrieb (Libidostörung) ■ Müdigkeit ■ Verstopfung ■ Kopfschmerz ■ Rückenschmerz ■ Befindlichkeitsstörungen (Hypochondrie)
Denken	■ Konzentrationsstörung ■ Gedächtnisstörung ■ Entscheidungsunfähigkeit ■ Denkhemmung
Psychose	■ Wahnideen (Versündigungs-, Schuldwahn) ■ Halluzinationen (Stimmenhören)

Allie – gefühllose Welt

Depression ist nicht Schmerz. Depression ist die Abwesenheit von Schmerz und Gefühl. Als ich 1963 depressiv wurde, merkte ich das daran, dass mir meine Kinder egal waren. Ich konnte nichts fühlen. Wenn ich einen Kaffee trank, regte es mich nicht an. Ging ich zu einer Party, amüsierte ich mich nicht. Wenn ich Gedichte las, berührte es nicht meine Seele. Kein Gefühl, nichts. Depression ist, nichts zu fühlen. Eine Barriere zwischen mir und meiner Umwelt. Es war mir egal, ob ich schlief. Ich schlief sowieso meistens. Ich kochte und sah, wie meine Hände Gemüse schnitten, als seien es nicht meine, als ob sie angeklebt seien. Echte Depression ist nicht Schmerz, sondern Abwesenheit.

Erschöpfung

Chronische Müdigkeit und Erschöpfung sind weitere Hauptsymptome des FMS. Es überrascht nicht, dass sich ein Mensch mit Schlafstörungen auch tagsüber, insbesondere am Nachmittag, müde und abgeschlagen fühlt. Manche FMS-Patienten fühlen sich während der gesamten Tageszeit müde. Ihre Bewegungs- und Funktionsfähigkeit ist schwer beeinträchtigt. Erschöpfung am Ende des Tages ist vorprogrammiert. Schätzungen zufolge leiden 50 bis 70 Prozent der FMS-Patienten auch am Chronischen Müdigkeitssyndrom (CFS). Dabei kann man gegen Erschöpfung mehr tun, als wir gemeinhin glauben: alles, was die Reizüberempfindlichkeit mindert; alles, was Körper und Geist in Bewegung versetzt.

Monika – jeder Schritt eine Folter

Meine Krankheitsgeschichte begann vor 25 Jahren. Seitdem schlage ich mich mit Ischialgien und dem Schulter-Arm-Syndrom herum. Ich bekam schlimme Depressionen. Oft hatte ich wochenlang Kopfschmerzen. Schmerzen breiteten sich wellenförmig von den Füßen über die Knie, Oberschenkel, Hüften, die Wirbelsäule hoch bis zum Hals, dann in die Armgelenke, Ellenbogen, Handgelenke und schließlich in jedes einzelne Fingergelenk aus. Es waren sowohl Muskeln als auch Gelenke und Sehnen von den Schmerzen befallen. Dieser ganze Vorgang dauerte ein Jahr. Nach diesem Jahr begannen die Schmerzen zu wandern.

Mit der Zeit kamen noch Herzrhythmusstörungen und ein Schilddrüsenproblem dazu. Vor einem Jahr befiel mich dann der Ganzkörperschmerz, den ich noch heute nicht mit Worten beschreiben kann. Er war einfach „überirdisch"! Ich konnte nicht mehr länger als drei bis vier Minuten sitzen. Brennende, stechende Schmerzen zwischen den Schulterblättern wollten mich zerreißen. Meine Füße wurden von quälendem Dauerschmerz befallen, ich wollte den Boden nicht mehr berühren. Jeder Schritt eine Folter! Also zog ich es vor, größtenteils zu liegen. Nur der Gedanke an meine Kinder hielt mich noch am Leben.

Wie hoch ist Ihr Leidensdruck?

Nachfolgend können Sie selbst abschätzen, wie stark Schmerz und FMS-Symptome Ihre Lebensqualität beeinträchtigen: 0 = keine, 10 = maximale Beeinträchtigung.

Familiäre und häusliche Aktivitäten: Haus-, Gartenarbeit, Kinderbetreuung u. a.

0 1 2 3 4 5 6 7 8 9 10

Freizeitaktivitäten: Hobbys, Sport, Reisen u. a.

0 1 2 3 4 5 6 7 8 9 10

Soziale Aktivitäten: Freundes-, Bekanntenkreis, Theater, Konzert, Essengehen u. a.

0 1 2 3 4 5 6 7 8 9 10

Berufliches: Arbeitsplatz, Leistungsfähigkeit, Belastbarkeit, Zufriedenheit u. a.

0 1 2 3 4 5 6 7 8 9 10

Sexuelle Aktivitäten: Häufigkeit, Qualität, Libido u. a.

0 1 2 3 4 5 6 7 8 9 10

Selbstversorgung: Körperpflege, Kleidung, Mobilität, Unabhängigkeit u. a.

0 1 2 3 4 5 6 7 8 9 10

Existenzielle Aktivitäten: Essen, Schlafen, Atmen u. a.

0 1 2 3 4 5 6 7 8 9 10

Den Ursachen auf der Spur

Fibromyalgie entsteht höchstwahrscheinlich aus einer Kombination von Veranlagung und verschiedenen biologischen, psychischen und sozialen Faktoren. Eine einzige Ursache für FMS gibt es nicht. In jedem Fall ist die zentrale Schmerzverarbeitung gestört. Die genauen Entstehungsmechanismen von chronischem Schmerz sind aber noch unklar. Als Risikofaktoren gelten eine entsprechende Veranlagung, traumatische Erfahrungen, psychische Probleme, Dauerstress und ein ungesunder Lebensstil.

Das zentrale Problem der Fibromyalgie ist die Überempfindlichkeit gegenüber Wahrnehmungsreizen. Genau das verursacht unzählige Symptome der Schmerzkrankheit. Sinnliche Wahrnehmung jeder Art ist Sache des Nervensystems, wo alle von Sinnesorganen kommenden Signale und Reize aufgenommen, verteilt und verarbeitet werden.

Mit der Erforschung der Funktionsweisen des zentralen und peripheren Nervensystems befasst sich unter anderem die Neurobiologie. Sie versucht auch, Mechanismen der Entstehung chronischer Schmerzen zu erklären. Man betrachtet generalisierten Schmerz heute als Extrempol innerhalb eines Spektrums von Empfindungen. Und man nimmt an, dass chronischer Schmerz wahrscheinlich auf einer fixierten peripher-zentralen Fehlverarbeitung von Signalen der Sinnesorgane im neuronalen Netzwerk beruht. Dies unterstreicht den echten Krankheitscharakter der Fibromyalgie. Sie gilt somit als Schmerzkrankheit schlechthin. Eines ist sicher: Die Schmerzkrankheit hat viele Ursachen.

Ursache ausgeschlossen

Ein ursächlicher Zusammenhang von FMS mit folgenden Störungen ist nicht erkennbar:

- Störungen des Schilddrüsenhormonssystems
- Störungen der weiblichen Sexualhormone (z. B. Östrogene)
- Störungen der Salz-, Wasser- und Blutdruckregulation (Renin-Angiotensin-Aldosteron-System)
- Veränderungen der Muskelstruktur
- kosmetische Brustimplantate

Schmerzmechanismen

Das Phänomen Schmerz erklärt sich aus der Sicht von Medizin und Naturwissenschaft als Summenwirkung neurobiologischer Veränderungen im gesamten Nervensystem. Man geht davon aus, dass permanente aus der Körperperipherie das zentrale Nervensystem (ZNS) überflutende Schmerzreize eine zentrale Sensibilisierung erzeugen und im Schmerzgedächtnis (neuroplastisch) als chronischer Schmerz fixiert werden. Hormonsysteme, Botenstoffe (Neurotransmitter) und

Funktionen unterschiedlicher Anteile des Nervensystems tragen zur Schmerzentstehung bei. Darüber hinaus spielen auch Hirnzentren, die mit der Verarbeitung von Gefühlen zu tun haben, eine wichtige Rolle.

Zentrale und periphere Sensibilisierung

Erhöhte muskuläre Schmerzempfindlichkeit (Hyperalgesie) und übertragener Muskelschmerz sind für die Entstehung chronischer Schmerzen, wie sie bei Fibromyalgie vorliegen, von großer Bedeutung. Man glaubt, dass periphere und zentrale Schmerzsensibilisierung zur Entstehung chronischer Schmerzen beitragen.

„Nicht Gehirne, sondern Menschen haben Schmerzen."
Martin Kurthen

- Periphere muskuläre Schmerzsensibilisierung: Bei Schmerzkranken ist im Vergleich zu Kontrollen eine erhöhte Empfindlichkeit auf Schmerzreize in- und außerhalb von Muskelschmerzregionen zu beobachten. Die periphere Sensibilisierung von Schmerzrezeptoren (Nozizeptoren) könnte die erhöhte Schmerzempfindung tiefer Gewebe und die Reizüberempfindlichkeit erklären. Die Empfindlichkeit von peripherem Muskel-Fasziengewebe für mechanische Reize ist in zahlreichen Studien mit Schmerzpatienten untersucht worden.
- Zentrale muskuläre Schmerzsensibilisierung: Ergebnisse tierexperimenteller Studien weisen darauf hin, dass Übererregbarkeit (Hyperexzitabilität) von Hinterhornneuronen des Rückenmarks eine mögliche Ursache für erhöhte muskuläre Schmerzempfindlichkeit und übertragenen Schmerz sind. Es zeigte sich auch, dass die Region des übertragenen Schmerzes mit der Intensität des Muskelschmerzes korrelierte. Die zentrale Schmerzsensibilisierung könnte zudem über eine veränderte somatosensorische Sensibilität (Hautsinne und Tiefensensibilität) zur erhöhten Schmerzempfindlichkeit der tiefen Gewebe beitragen.

Studien belegen eine Schmerzsensibilisierung bei FMS-Patienten. Im Vergleich zu Kontrollen waren bei Schmerzkranken Summationseffekte in Schläfenregionen des ZNS nach wiederholt schmerzhafter Muskelreizung zu beobachten (temporale Summation). Offensichtlich ist bei FMS die zentrale Schmerzreizverarbeitung besonders aktiv: Mit dem NMDA-Rezeptor-Antagonisten Ketamin konnte die zentrale Sensibilisierung teilweise blockiert werden. Darüber hinaus sind bei FMS-Patienten vergrößerte Bereiche von übertragenem Schmerz nachweisbar: Schmerz kann etwa in weit entfernter, normalerweise nicht schmerzhafter Beinmuskulatur durch bewusste Reizung bestimmter Schmerzregionen ausgelöst werden.

Programmierte Überempfindlichkeit

Zur Erklärung der erhöhten Empfindlichkeit (Hypersensitivität) gegenüber Schmerzreizen bei FMS sind drei Modelle vorgeschlagen worden: Das peripher-zentrale Schmerzmodell und das zentral-periphere Schmerzmodell beziehen FMS-Schmerz auf biologische Ursachen; das biopsychosoziale Schmerzmodell postuliert biologisch und psychosozial bedingte Schmerzen.

Besonders aufschlussreich ist der Einfluss der Lernfähigkeit des ZNS, die als Neuroplastizität bezeichnet wird („Schmerzgedächtnis"). Im Einzelfall können das eine oder andere Modell bzw. gemischte Modellvarianten eine Erklärung für chronischen Schmerz liefern.

Neuroplastizität

Das zentrale Nervensystem wird permanent mit Impulsen von Nervenzellen aus der Peripherie überflutet. Im Gehirn werden diese neuronalen Informationen weiter verarbeitet. Auch Schmerzreize führen zur Impulsauslösung. Die Informationsverarbeitung im ZNS beruht unter anderem auf Strukturveränderungen von Nervenzellen (neuronale Plastizität oder Neuroplastizität). Man fand heraus, dass Schmerz keine passive Abfolge der Eingabe bzw. Ausgabe von Informationen ist (Input-Output), sondern dass es sich um einen aktiven Schmerzerzeugungsprozess handelt. Daran sind periphere und zentrale Anteile des Nervensystems beteiligt.

So kommt es, abhängig von der Anhäufung von Schmerzreizinformationen, zu einer bestimmten Schmerzempfindlichkeit des Gesamtsystems („Schmerzschwelle"). Aus akutem Schmerz kann sich dann bei wiederholten Schmerzereignissen chronischer Schmerz entwickeln. Schmerz wird in Nervenzellen „eingebrannt". Das Gehirn hat den Schmerz dauerhaft „gelernt". Die Schmerzwahrnehmung ist nun kein sinnvolles Warnsignal auf einen ursprünglichen Auslöser mehr, sondern hat sich als Lernleistung des Gehirns verselbstständigt. Einen solchen „gelernten Schmerz" wird man schwer wieder los.

Die wichtigsten Strukturveränderungen betreffen vermutlich bestimmte Nervenzellen des Hinterhorns im Rückenmark *(wide dynamic range neurons)*. Mit bildgebenden Verfahren lässt sich zeigen, dass bei FMS-Patienten eine abnorme Schmerzwahrnehmung aufgrund neuroplastisch bedingter Reorganisation der Hirnrinde anzunehmen ist.

Peripherie-ZNS-Schmerzmodell

Prinzipiell kann sich aus jedem chronischen Muskelschmerz in der Körperperipherie eine Schmerzkrankheit mit generalisiertem Schmerz, Schmerzüberempfindlichkeit und mehr oder weniger hartnäckigem Schmerz entwickeln. Voraussetzung für die Entstehung des fixierten Schmerzgedächtnisses ist der Input von Schmerzimpulsen im ZNS. Bei FMS-Patienten verschwinden etwa schmerzhafte Tenderpoints und Muskelschmerz nach Rückenmarksanästhesie (Epidural-Anästhesie). Die Schmerzimpulsfortleitung aus der Peripherie zum ZNS (afferente Leitung) ist dann unterbrochen. Darüber hinaus berichten die meisten Schmerzkranken, sie hätten zunächst an lokalisierten Schmerzen gelitten und erst nach einiger Zeit wäre generalisierter Schmerz aufgetreten. Ein generalisiertes Schmerzsyndrom war auch bei einem größeren Anteil von Frauen mit chronischem Rückenschmerz, Patienten mit Schleudertrauma, Rheumatikern und Patienten mit erblicher Myopathie nachweisbar.

Nervenzellen haben ein Gedächtnis für früher erfolgte Reize. Diese Gedächtnisbildung der Zelle ist der Schlüssel zur neurobiologischen Erklärung von chronischem Schmerz.

Die Sensibilisierung und Übererregbarkeit peripherer Schmerzrezeptoren bei Fibromyalgie kann auf zahlreichen Mechanismen beruhen: Sauerstoffmangel im Gewebe durch ungenügende Muskelentspannung, Entzündungsprozessen, oxidativem Stress, Mikrotraumen oder Mikrozirkulationsstörungen in der Muskulatur. Veränderte Muskelstrukturen selbst sind für Fibromyalgie untypisch.

- Man geht davon aus, dass die Schmerzimpulsüberflutung des ZNS dazu führt, dass schmerzimpulshemmende Mechanismen zunehmend außer Kraft gesetzt sind und sich dadurch die Balance hemmender und aktivierender Nervenimpulse verändert. Die Schmerzschwelle wird überflutet. An der fortschreitenden zentralen Sensibilisierung sind insbesondere NMDA-Rezeptoren beteiligt, deren Aktivierung eine hohe Stimulationsintensität und exzessive Schmerzreizauslösung erfordert.
- Zur Erklärung der merklich erhöhten Schmerzreizempfindlichkeit in der Peripherie benutzt man zusätzlich das Neuropeptid Substanz P. Bei fast allen FMS-Patienten ist Substanz P vermehrt in Rückenmarksflüssigkeit nachweisbar. Substanz P gilt als Überträgersubstanz (Neurotransmitter) in primären afferenten, schmerzleitenden peripheren Nerven und als Markersubstanz für manifesten Schmerz.
- Ein weiterer Mechanismus betrifft vom ZNS kommende, hemmende Nervenbahnen, die als wichtiger Teil des „Schmerz-Verteidigungssystems“ gesehen wer-

den. Das absteigende hemmende System wird als *diffuse noxious inhibitory control* (DNIC) bezeichnet: Schmerz in einer bestimmten Region kann Schmerz in einer anderen Region hemmen.

Bei FMS-Patienten fehlt dieser DNIC-Kontrollmechanismus. Im Normalfall steigt die Schmerzschwelle bei isometrisch erzeugtem Druckschmerz an, bei FMS-Patienten wird sie überflutet. Bei FMS kann die „Sturmflut“ von Schmerzimpulsen aus der Peripherie (nozizeptive Afferenzen) den Deich (Schmerzschwelle) überfluten und im Gehirn als bleibende Schmerzempfindung bestimmter Regionen gespeichert werden.

- Chronischer Schmerz führt darüber hinaus zur anhaltend erhöhten Stressbelastung, die Funktionsstörungen des Hypothalamus verursacht. Dies ist ein zusätzlicher Faktor für die ansteigende Schmerzempfindlichkeit.

ZNS-Peripherie-Schmerzmodell

Die Vorstellung einer vom ZNS ausgehenden Schmerzentstehung bezieht sich auf den Einfluss von anhaltendem Stress und heftigen Gefühlsreaktionen auf Schmerzreize. Eine Studie, die FMS-Patienten mit bildgebenden Verfahren untersuchte, zeigte, dass bei Patienten, die zur „Katastrophisierung“ neigen, Hirnregionen aktiviert waren, die mit der Verarbeitung von Gefühlsantworten auf Schmerz zu tun haben.

Dieses Modell erklärt generalisierten Schmerz und Schmerzüberempfindlichkeit nach schweren körperlichen oder emotionalen Stressereignissen (Traumaerfahrungen). Fehlfunktion des Hypothalamus können zudem beteiligt sein.

Biopsychosoziales Schmerzmodell

Diese Vorstellung geht davon aus, dass Schmerzüberempfindlichkeit nicht nur biologische Ursachen hat. Psychische und soziale Faktoren sollen hier wesentliche Einflussgrößen sein.

Physikalische und/oder biologische und/oder psychosoziale Stressoren lösen bei entsprechender Veranlagung vegetative, hormonelle und zentralnervöse Reaktionen aus. Daraus entwickeln sich Symptome des FMS wie Schmerz, Erschöpfung, Schlafstörungen, vegetative und psychische Symptome. Mit einem Wort: Chronischer Schmerz hat viele Ursachen.

Schmerzrezeptoren und Schmerzfasern

Schmerzaufnehmer verzweigter Nervenendigungen in der Peripherie von Geweben werden als Nozizeptoren bezeichnet, sie finden sich:

- in der Haut: Schmerzimpulse etwa bei Schädigung oder extremer Temperatur;
- in tiefer gelegenem Gewebe: Schmerzimpulse an Muskulatur und Faszien etwa bei Muskelkrämpfen;
- in inneren Organen: Schmerzimpulse bei Versorgungsmangel, Spasmen oder chemischen Reizen;
- in den Zähnen: Schmerzimpulse bei Temperaturunterschieden, elektrischer oder mechanischer Reizung;

Nozizeptoren geben Schmerzimpulse aus der Peripherie über schmerzleitende Fasern weiter. Man unterscheidet ...

- A-delta-Fasern: Schmerzimpulse und Berührungsreize schnell leitender Nervenfasern vermitteln sofortigen und scharfen Schmerz, wiederholte Schmerzimpulse schwächen den Schmerz ab;
- C-Fasern: Schmerzimpulse langsam leitender Nervenfasern vermitteln dumpfen, schlecht lokalisierbaren Schmerz, wiederholte Schmerzimpulse verstärken den Schmerz.

Schmerzqualität

FMS-Patienten empfinden Schmerz anders als Gesunde. Mit einem elektronischen Schmerzmessgerät hat man die Schmerzintensität unter Verwendung einer Skala (0–10 cm) bei unterschiedlicher Druckstärke bestimmt. FMS-Patienten zeigten mit zunehmendem Druck einen linear ansteigenden Schmerzintensitätsverlauf. Bei Gesunden war die Intensitätskurve logarithmisch. Auch bei Anwendung von Wärme und Kälte wurden qualitative Empfindungsunterschiede bei FMS-Patienten gegenüber Gesunden gefunden.

Körperfühligkeit

FMS-Patienten empfinden Berührungen der Haut oder Temperaturveränderungen anders als Gesunde (somatosensorische Sensibilität). Bei FMS beobachtete man im Vergleich zu Kontrollen nach Laserstimulation der Haut erhöhte somatosensorische Potenziale im Gehirn. Bei Gesunden waren solche Potenziale nur in einer Hirnhälfte nachweisbar, bei FMS-Patienten beidseits. Die Befunde gelten als direkter objektiver Nachweis für die veränderte Verarbeitung von Schmerzreizen bei Fibromyalgie.

Hyperalgesie

Schmerzüberempfindlichkeit in primär nicht von Schmerz betroffenem und unverletztem Gewebe (sekundäre Hyperalgesie) kann bei FMS-Patienten im Vergleich zu gesunden Kontrollen nach Elektrokutanstimulation beobachtet werden. FMS-Patienten haben demnach eine reduzierte Schmerztoleranz. Zudem werden Missempfindungen, die bis zu 20 Minuten anhalten, auch in vom Schmerzreiz entfernten Regionen wahrgenommen (übertragener Schmerz).

Hirndurchblutung

Befunde der funktionellen Bildgebung des ZNS weisen darauf hin, dass die zentrale Verarbeitung aus der Peripherie kommender Schmerzimpulse bei FMS-Patienten im Vergleich zu gesunden Kontrollen abnorm verändert ist. Bei chronischem Schmerz ist die Thalamus-Durchblutung verringert, bei akutem Schmerz erhöht. Dies wird als Beleg für die Schmerzreize betreffende Enthemmung des ZNS gewertet. Man nimmt an, dass der mittlere Thalamusanteil bei Fibromyalgie Schmerzimpulse nicht mehr ausreichend hemmt und das limbische Netzwerk aktiviert wird.

NMDA-Rezeptoren

Als eigenständige zentrale (nicht-nozizeptive) Komponente der Schmerzentstehung betrachtet man den NMDA-Rezeptor *(N-methyl-D-Aspartic acid)*. Durch intravenöse Anwendung des NMDA-Antagonisten Ketamin gelang es, Schmerz auszuschalten und die Schmerzschwelle bei FMS-Patienten anzuheben. Diese erwünschte Wirkung hielt bis zu sieben Tage an.

Hyperexzitabilität

Experimente mit der Injektion von Kochsalzlösung in beschwerdefreie tibiale Muskulatur bei FMS-Patienten und gesunden Kontrollen ergaben, dass FMS-Patienten länger an Schmerzen litten und ein größeres Areal der Körperoberfläche betroffen war. Auch auf Druckschmerz und elektrische Reizung reagierten die Patienten mit abnormer Empfindungsintensität (Hyperexzitabilität). Diese Befunde gelten als Bestätigung für die gestörte Verarbeitung sensorischer Informationen bei Fibromyalgie.

Psychische Aspekte

Bei FMS-Patienten werden häufig psychiatrische Diagnosen (etwa „somatoforme Schmerzstörung“, Depression) gestellt. Umgekehrt kommt Fibromyalgie bei echter Depression nur selten vor. FMS ist keine psychische Erkrankung. Zu viele neurobiologische Befunde sprechen dagegen. Allerdings ist ein starker Einfluss des zentralen emotionalen Neuronetzwerks auf die abnorme Schmerzwahrnehmung bei Fibromyalgie nicht auszuschließen. Schmerzimpulse aus der Peripherie werden demnach in der präfrontalen Hirnrinde, dem limbischen System und der somatosensorischen Hirnrinde bewertet.

Stressverarbeitung

Der Begriff Stress ist dehnbar. Im Zusammenhang mit FMS weist dieser Begriff auf die vielfältigen Belastungen und Anforderungen des Menschen hin, der in einer hochtechnisierten komplexen Industriegesellschaft lebt. Tatsächlich ist die Fibromyalgie in Industriestaaten häufiger diagnostiziert worden: in den USA, Kanada, in Skandinavien, Deutschland, Frankreich, Italien und den Niederlanden.

Die individuelle Stresserfahrung ist unabhängig vom sozialen Status, von der Herkunft oder Nationalität. Stress und Überforderung werden von jedem Menschen anders erfahren. Verlässliche Aussagen über die ursächliche Rolle von Stressfaktoren in Bezug auf Fibromyalgie sind nicht möglich. Chronischer psychischer und körperlicher Stress ist aber ein Risikofaktor für die Kardinalsymptome der Fibromyalgie: Schmerz, Schlafstörungen und Erschöpfung.

Stresssignale setzen körperliche Reaktionen in Gang: Der Blutdruck steigt, das Herz schlägt schneller, Stresshormone werden ausgeschüttet und der Körper macht sich bereit für „Kampf oder Flucht“. Bei Fibromyalgie sind Störungen der Achse Hypothalamus-Hypophyse-Nebennierenrinde, die die Ausschüttung von Kortisonen („Stresshormonen“) reguliert, nachweisbar. Man hat diese Befunde so

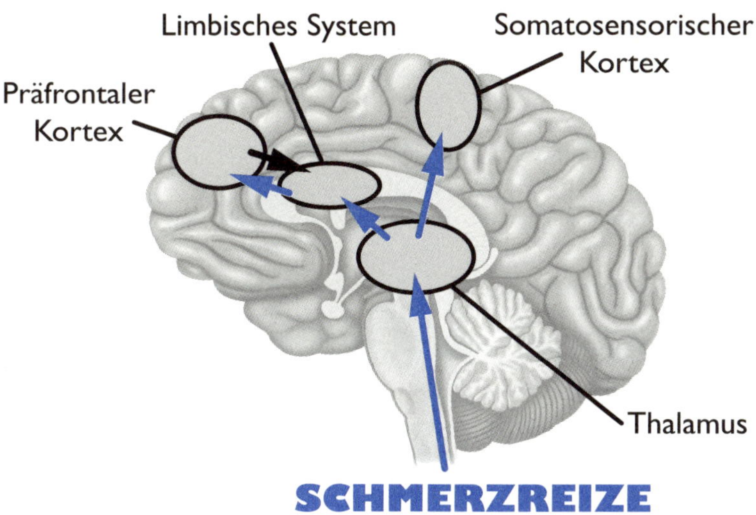

Hirnzentren, die für die Verarbeitung von Gefühlen und Empfindungswahrnehmungen zuständig sind (präfrontaler Kortex, limbisches System, somatosensorischer Kortex, Thalamus), werden durch permanent anflutende Schmerzreize beeinflusst.

gedeutet, dass FMS-Patienten Stressreaktionen zeigen, obwohl schädliche Stressoren objektiv nicht mehr vorliegen.

Was geschieht oder verändert sich im Köper, wenn der Mensch im Stressdauerzustand leben muss, weil er weder aus Beruf und Familie davonlaufen noch wirksam seine Ohnmacht und Frustration bekämpfen kann? Sicher ist nur, dass ein Leben mit psychischer und körperlicher Dauerüberforderung zu Erschöpfung, Krankheitsanfälligkeit und vorzeitiger Alterung beiträgt.

Risikofaktoren

Gibt es Faktoren, die zur Auslösung bzw. Aufrechterhaltung eines chronischen Schmerzsyndroms beitragen? Solche Faktoren sind bekannt, aber nicht sicher als Risikofaktoren identifiziert.

Der Beginn der Fibromyalgie wird häufig mit bestimmten Ereignissen in Verbindung gebracht. Wie bei anderen Erkrankungen auch können durch Umgebungseinflüsse Symptome bei erblich disponierten Individuen ausgelöst werden. Als FMS-assoziierte Stressoren gelten körperliches oder psychisches Trauma, Infektionen, emotionaler Stress, Hormonstörungen und Immunaktivierung.

Mögliche Risikofaktoren

Generalisierte Schmerzen

- Genetik: Veränderung von Adrenalin-, ACTH-Rezeptoren und Kortisonglobulin, Fehlfunktion der Achse Hypothalamus-Hypophyse-Nebennierenrinde
- Mechanische Faktoren: Zwangshaltungen, monotone Bewegungsmuster, repetitive Bewegungen der Handgelenke
- Psychische Faktoren: Krankheitsverhalten, geringe gesundheitsbezogene Lebensqualität, existenzielle Bedrohung
- Kindheit: Verkehrsunfall mit Klinikaufenthalt, Heimunterbringung, Tod der Mutter, finanzielle Not

Fibromyalgie (FMS)

- Genetik: Veränderung des Serotonin-Rezeptors (5HT2)
- Erkrankungen: entzündliche Gelenkerkrankung (rheumatoide Arthritis)
- Psychische Faktoren: körperliche Misshandlung und/oder sexueller Missbrauch in der Kindheit und im Erwachsenenalter, Stress am Arbeitsplatz (z. B. Mobbing)
- Lebensstil: Rauchen, Übergewicht, Bewegungsmangel, Mangelernährung

Geschlecht

Das weibliche Geschlecht ist für chronische Schmerzsyndrome wie FMS besonders anfällig. So beobachtete man eine FMS-Erkrankungshäufigkeit bei Frauen von etwa ein bis fünf Prozent, bei Männern nur von null bis 1,6 Prozent. Von generalisierten Schmerzen sind in Deutschland schätzungsweise sogar 11 Prozent der Frauen betroffen. Man weiß auch, dass Männer grundsätzlich weniger druckschmerzempfindlich sind als Frauen.

Genetik und Epigenetik

Es gibt Hinweise auf eine familiäre Häufung der Fibromyalgie. Befunde von Studien zeigen, dass bei Angehörigen von FMS-Patienten unerwartet hohe Erkrankungsraten zu erwarten sind.

Etwa 40 Prozent der von Fibromyalgie Betroffenen berichten über Familienangehörige mit ähnlichen Symptomen. Kandidatengene mit Veränderungen, die die Entstehung von chronischem Schmerz begünstigen, betreffen Serotonin

(5HT2), Dopamin und Katecholamine. Familienmitglieder von Schmerzkranken neigen offensichtlich häufiger zu typischen FMS-Symptomen wie Reizdarm, Kopfschmerz und Stimmungsstörungen.

Neben der Vererbung von Genen (Genom) kennt die Wissenschaft noch eine Weitergabe erblicher Informationen außerhalb des Genoms, was als Epigenetik bezeichnet wird („Nebengenetik"). Man weiß, dass epigenetische Informationen über Umweltbedingungen und Lebenserfahrungen früherer Generationen, etwa von Groß- und Urgroßeltern, an das ungeborene Kind weitergegeben werden. Solche epigenetischen Informationen könnten auch für eine FMS-Veranlagung von Bedeutung sein.

Erkrankungen

Fast jede schwere Erkrankung, beispielsweise Autoimmunerkrankungen wie Multiple Sklerose, ein Herzinfarkt oder eine Krebserkrankung, kann das Risiko für eine chronische Schmerzkrankheit erhöhen. Am besten untersucht ist der ungünstige Einfluss von Gelenkerkrankungen wie der rheumatoiden Arthritis oder der Systemerkrankung Lupus erythematodes. Fast jeder fünfte Patient mit einer entzündlichen Gelenkerkrankung (Arthritis) erfüllt gleichzeitig die Kriterien für ein FMS.

Traumaereignisse

Tatsächlich wurde häufig eine Übereinstimmung mit dem Zeitpunkt einsetzender FMS-Beschwerden und einem Unfallereignis beobachtet. Einige Studien weisen auch auf den möglichen Einfluss psychischer Traumatisierung hin.

Körperliches Trauma

Vielfach herrscht die Überzeugung, bestimmte Verletzungsereignisse (Traumen) könnten Ursache von FMS sein. Tatsächlich wird häufig von der Übereinstimmung mit dem Zeitpunkt einsetzender FMS-Beschwerden und einem Unfallereignis (Auto-, Berufsunfälle), einer Operation oder einer schweren Infektionen berichtet. Am besten untersucht sind die Folgen des Schleudertraumas: Knapp jeder vierte Betroffene entwickelte chronische generalisierte Schmerzen und Fibromyalgie. Zudem sind Schleudertraumaopfer zwei- bis dreimal anfälliger für Schlafstörungen, Müdigkeit und Depression.

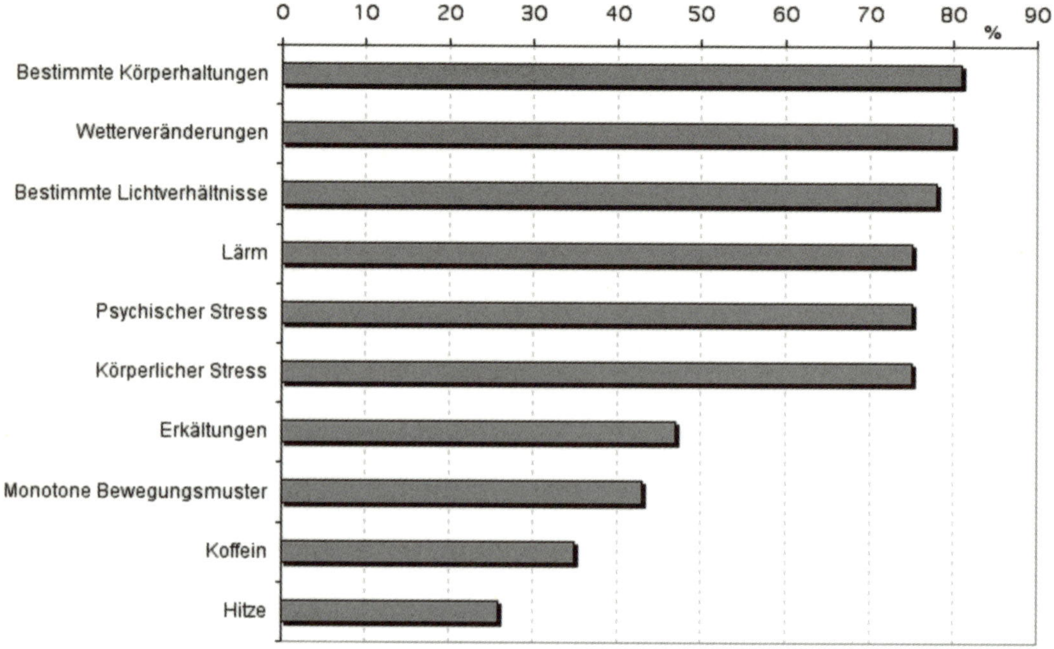

Faktoren, die FMS-Symptome verschlechtern können (Selfridge, 2001).

Noch offen ist die Frage, ob wiederholte (repetitive) Mikrotraumen zur Entwicklung des FMS beitragen: monotone Bewegungsmuster, Vibration (z. B. Presslufthammer). Menschen mit hyperbeweglichen Gelenken und stark dehnbaren Band- und Gewebestrukturen, wiederum vor allem Frauen, erscheinen für ständige Mikroverletzungen besonders anfällig zu sein.

Bei FMS-Patienten fanden sich in wissenschaftlichen Studien im Vergleich zum Normalkollektiv der Bevölkerung 28 Prozent mehr Individuen mit Hypermobilität.

Eine einfache Erklärung durch Traumatisierung ist vermutlich nicht zutreffend. Darüber hinaus würde es bedeuten, dass „irgendjemand" oder „irgendetwas" an der Erkrankung „schuld" ist.

Die Schuldfrage ist allerdings wenig hilfreich, wenn die tatsächlichen Ursachen unbekannt sind. Die ursächliche Rolle von körperlichen Verletzungen für FMS ist nicht hinreichend geklärt.

Psychisches Trauma

In der Anamnese von FMS-Patienten fanden sich deutlich häufiger als in der Allgemeinbevölkerung psychische Traumen, etwa sexueller Missbrauch in der Kindheit. Solche Zusammenhänge wurden auch bei Menschen beobachtet, die an Reizdarm oder Sodbrennen litten, insbesondere waren Frauen betroffen.

Die Ergebnisse von Studien mit FMS-Patienten in Bezug auf eine Vorgeschichte sexuellen Missbrauchs sind widersprüchlich: In einer Studie war die Hälfte der Patienten von solchen Erfahrungen betroffen. In einer anderen Studie gab es keine Unterschiede – etwa zu Rheumapatienten oder Gesunden.

FMS-Diagnostik

Im Prinzip ist die Diagnose der Fibromyalgie (FMS) nicht besonders schwierig – wenn man an ein chronisches Schmerzsyndrom denkt. Dennoch gehört FMS zu den häufig falsch beurteilten oder nicht erkannten Krankheitszuständen. Und oftmals vergehen viele Jahre, bis FMS sicher erkannt wird. Viele Patienten haben dann bereits eine frustrierende Tournee von Arzt zu Arzt hinter sich.

Der Arzt kann die Diagnose nach den vom Patienten geschilderten typischen Beschwerden stellen. Vorausgesetzt, er nimmt sich genügend Zeit. Alle Beschwerden und die damit verbundenen Beeinträchtigungen im täglichen Leben sollten abgefragt werden (Beruf, Familie, Freizeit, Sexualität). Der Arzt sollte auch nach Medikamenten fragen, die der Patient benutzt, da diffuse Muskel- und Gliederschmerzen typische Nebenwirkungen von Arzneimitteln sind.

Es folgt eine vollständige körperliche Untersuchung: Bewegungsapparat, innere Organe, Nervensystem, psychische Befindlichkeit. Darüber hinaus wird einmalig eine Untersuchung von Basislaborwerten veranlasst, um Hinweise auf mögliche andere Erkrankungen mit ähnlichen Symptomen zu bekommen. Bei unklaren Befunden wird man weitere Untersuchungen anordnen (z. B. auf Antikörper). Fehlen klinische Hinweise auf innere, orthopädische oder neurologische Erkrankungen, wird empfohlen, auf weitere technische Diagnostik zu verzichten.

In jedem Fall wird FMS nicht durch Labor- oder Röntgenuntersuchungen nachgewiesen. Deshalb ist Röntgendiagnostik überflüssig, wenn es keinen Hinweis auf andere Erkrankungen gibt.

Basislabor FMS

- Blutsenkungsgeschwindigkeit, C-reaktives Protein (CRP), kleines Blutbild (zum Ausschluss von Rheumaerkrankungen)
- Kreatininkinase (zum Ausschluss von Muskelerkrankungen)
- Kalzium (zum Ausschluss von Stoffwechselerkrankungen)
- Schilddrüsenhormon (TSH) (zum Ausschluss von Über- oder Unterfunktion)

Schmerzproblematik

Zur Beurteilung der Schmerzproblematik bzw. der klinischen Diagnose stehen dem Arzt drei Möglichkeiten zur Verfügung:

- Tenderpoint-Untersuchung (Druckschmerzpunkte) nach den Kriterien von ACR-1990 (siehe S. 28)
- auf typischen Symptomen basierende Diagnose nach den Kriterien der deutschen Leitlinie 2008/2012 (siehe S. 28ff.)
- auf den modifizierten Kriterien von ACR-2010 basierende Diagnose (siehe S. 30)

Da die Tenderpoint-Untersuchung von Nicht-Rheumatologen kaum durchgeführt und zudem als ungenau eingestuft wird, empfiehlt man die Befragung des Patienten, um die Diagnose zu stellen. In einem Fragebogen beantworten die Patienten Fragen zur Schmerzproblematik und zu weiteren Beschwerden. Mit einer Schmerzskizze können sie ihr Schmerzgeschehen veranschaulichen. Chronische Schmerzen in mehreren Körperregionen, Müdigkeit und Schlafstörungen sind die Kernsymptome des FMS. Zusätzlich bestimmt man noch den Wert der Symptomstärke (S. 30).

Psychische Belastung

Angst und Depression sind die häufigsten Begleiterscheinungen des chronischen Schmerzsyndroms. FMS ist aber definitiv keine psychische Erkrankung. Um Klarheit zu bekommen, wie ausgeprägt die psychische Beeinträchtigungen sind, fragt man den Patienten nach psychischen Befindlichkeitsstörungen.

Eine Untersuchung beim Fachpsychotherapeuten (Psychiatrie, Psychologie, Psychosomatik) wird erst dann empfohlen, wenn der Patient sehr stark unter Angst und Depression leidet. Auch dann, wenn schwere psychosoziale Stressereignisse angegeben werden oder der Patient schon früher psychiatrisch behandelt wurde, kann eine fachärztliche Beratung sinnvoll sein.

In jedem Fall darf die psychische Verfassung des Schmerzkranken nicht unterschätzt oder bagatellisiert werden: Wie stark leiden Schmerzkranke unter Angst und gedrückter Stimmung? Sind sie schreckhaft oder von Panikattacken betroffen? Haben sie noch Interesse am sozialen Leben oder ziehen sie sich in ihr Schneckenhaus zurück? Gibt es eine Tendenz zur „Katastrophisierung“? Werden sie von sorgenvoll kreisenden Gedanken oder zwanghaften Verhaltensweisen geplagt? Wie erschöpft und resigniert wirkt der Schmerzpatient?

Subgruppen

Durch Analyse und Auswertung von Studien hat man versucht, Ordnung in die verwirrende Vielfalt der FMS-Formen zu bringen und mögliche Untergruppen des Krankheitsbilds zu identifizieren. Das ist noch nicht überzeugend gelungen.

Insbesondere schaute man auf die Ausprägung der psychischen Belastung. Eine Untergruppe wären demnach Patienten, die erstmals besonders stark unter Angst und Depression leiden. Weitere Gruppen bilden Patienten mit Depression

Fragebogen Schmerz

Markieren Sie die Zahl, die Ihre stärksten Schmerzen in den letzten vier Wochen beschreibt:

0 1 2 3 4 5 6 7 8 9 10

kein Schmerz — stärkste vorstellbare Schmerzen

Markieren Sie die Zahl, die Ihre geringsten Schmerzen in den letzten vier Wochen beschreibt:

0 1 2 3 4 5 6 7 8 9 10

kein Schmerz — stärkste vorstellbare Schmerzen

Jetzt die Zahl, die die durchschnittlichen Schmerzen in den letzten vier Wochen beschreibt:

0 1 2 3 4 5 6 7 8 9 10

kein Schmerz — stärkste vorstellbare Schmerzen

Schmerzlinderung in den letzten 24 Stunden durch bisherige Behandlungen oder Medikamente:
Markieren Sie die Prozentzahl, die die die Schmerzlinderung am besten beschreibt:

0 % 10 % 20 % 30 % 40 % 50 % 60 % 70 % 80 % 90 % 100 %

keine Linderung — vollständige Linderung

Markieren Sie die Zahl, die angibt, wie stark die Beeinträchtigung durch Ihre Schmerzen in den vergangenen 24 Stunden war:

keine Beeinträchtigung — stärkste Beeinträchtigung

Stimmung

0 1 2 3 4 5 6 7 8 9 10

Gehvermögen

0 1 2 3 4 5 6 7 8 9 10

Schlaf

0 1 2 3 4 5 6 7 8 9 10

Berufstätigkeit

0 1 2 3 4 5 6 7 8 9 10

Hausarbeit

0 1 2 3 4 5 6 7 8 9 10

(Quelle: FMS Patientenleitlinie 2012)

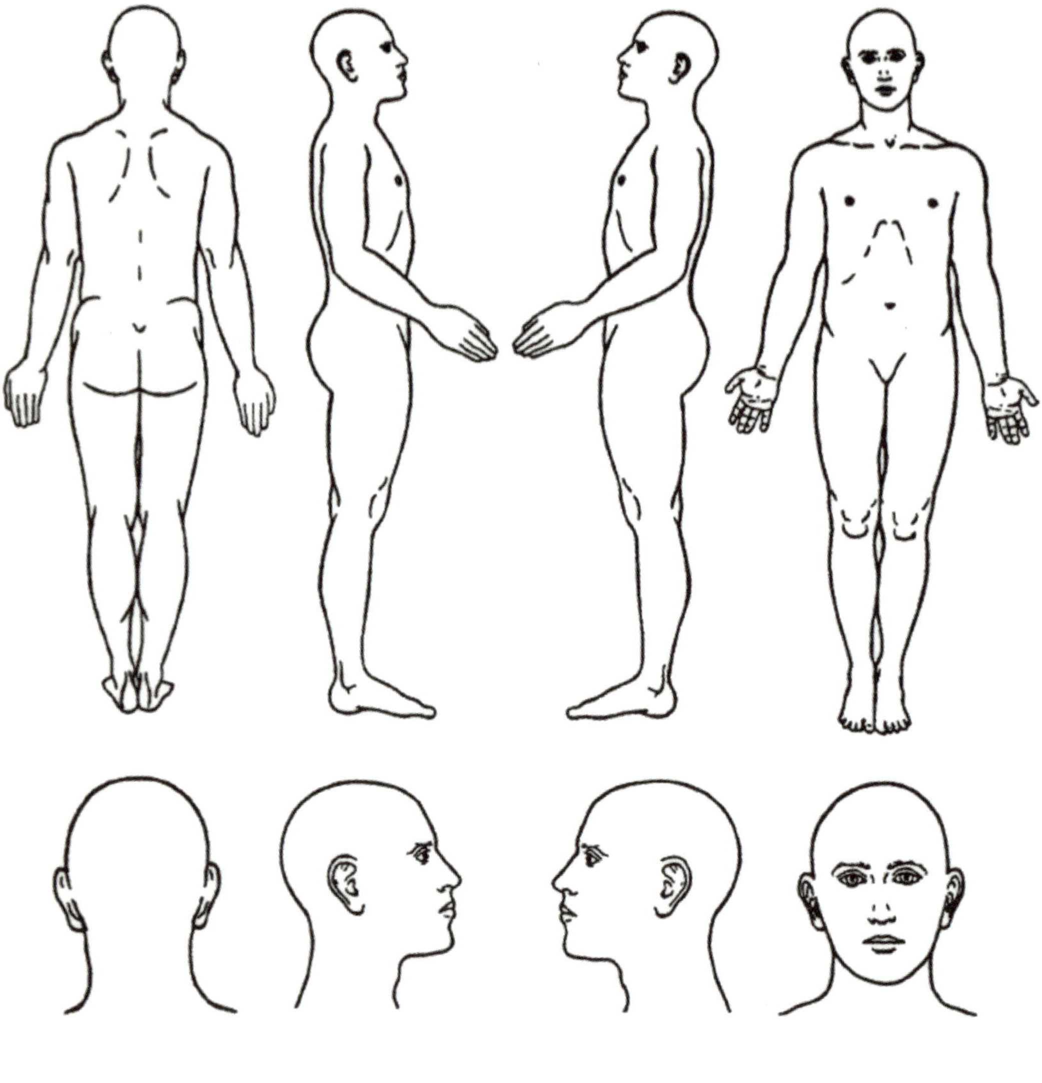

Schmerzskizze
Hier können Sie einzeichnen, wo Ihre Schmerzen auftreten.

(Quelle: FMS Patientenleitlinie 2012)

als Folge von FMS-Symptomen oder psychosozialen Konflikten als Auslöser von Beschwerden. Für die Untergruppe von Patienten, die bereits an Angst und Depression gelitten haben, bevor FMS-Beschwerden hinzukamen, wird zusätzlich eine psychotherapeutische oder psychiatrische Behandlung empfohlen.

Auch in Bezug auf den Schweregrad versuchte man, bestimmte Gruppen mit leichtem, mittelschwerem oder schwerem FMS zu definieren. Die leichten FMS-Verläufe haben demnach eine gute Prognose, sprechen gut auf Behandlungsmaßnahmen an und verursachen nur

Fragebogen Psyche

Wie oft fühlten Sie sich im Verlauf der letzten zwei Wochen durch folgende Beschwerden beeinträchtigt?

Beschwerden	überhaupt nicht	an manchen Tagen	mindestens jeden 2. Tag	fast jeden Tag
01 Wenig Interesse oder Freude an Ihren Tätigkeiten	☐ 0	☐ 1	☐ 2	☐ 3
02 Niedergeschlagenheit, Schwermut oder Hoffnungslosigkeit	☐ 0	☐ 1	☐ 2	☐ 3
03 Nervosität, Ängstlichkeit oder Anspannung	☐ 0	☐ 1	☐ 2	☐ 3
04 Nicht in der Lage sein, Sorgen zu stoppen oder zu kontrollieren	☐ 0	☐ 1	☐ 2	☐ 3

Ergebnis: Werte von 3 oder höher gelten als Grenzwert für eine mögliche depressive Störung (Fragen 01/02) bzw. für eine mögliche generalisierte Angst-, Panik- oder posttraumatische Belastungsstörung (Fragen 03/04).

(Quelle: Leitlinie FMS (2012) Langversion)

geringe Beeinträchtigungen der Lebensqualität. Bei mittelschwerer und schwerer Schmerzkrankheit kommt es zur mehr oder minder raschen Zunahme der Beeinträchtigung. Die Symptome lassen sich nur gering oder überhaupt nicht durch Therapie günstig beeinflussen.

Untergruppe und Schweregrad

Die aktuellen Leitlinien (2012) geben unterschiedliche Gruppen und Schweregrade eines FMS an.

FMS-Untergruppen

- FMS ohne frühere oder aktuelle psychische Störungen
- FMS mit Folgedepression
- FMS mit Beginn der Beschwerden in Zusammenhang mit psychosozialen Konflikten
- FMS mit einer Vorgeschichte von Angststörungen oder Depressionen mit Übergang in typische Beschwerden

FMS-Schweregrade

- Leichtgradiges FMS: geringe Beeinträchtigung bei Aktivitäten im Haushalt, Beruf, in der Freizeit und im Sexualleben, keine fortschreitenden Beeinträchtigungen im Laufe der Jahre, gute Besserung durch therapeutische Maßnahmen
- Mittelgradiges FMS: mittelschwere Beeinträchtigung, allmählich zunehmende Beeinträchtigungen und Aktivitätsstörungen im Laufe der Jahre, teilweise Besserung durch therapeutische Maßnahmen, psychische Begleiterkrankung nicht ausreichend behandelt
- Schwergradiges FMS: starke Beeinträchtigung, rasch zunehmende Beeinträchtigung und Aktivitätsstörungen, keine Besserung durch therapeutische Maßnahmen, psychische Begleiterkrankung nicht ausreichend behandelt

Differenzialdiagnose

Die FMS-Diagnose kann nicht nur durch unzählige Beschwerden kompliziert sein, es gibt auch Erkrankungen, die häufiger zusammen mit FMS auftreten bzw.

Erkrankungen, die FMS-Symptome „imitieren". Der diagnostische Spürsinn des Arztes ist in jedem Fall gefragt, um eine Fehldiagnose bzw. daraus abgeleitete falsche oder schädliche Behandlungen zu vermeiden. Am häufigsten wird Fibromyalgie als entzündliche oder rheumatische Erkrankung aufgefasst. Jeder dritte bis vierte Patient mit rheumatoider Arthritis leidet zusätzlich an FMS. Wird die entzündliche Gelenkerkrankung behandelt, bessern sich meist die Gelenkbeschwerden, nicht aber die chronischen Schmerzen. Je nachdem, welche Beschwerden im Vordergrund stehen, werden neben dem Hausarzt zahlreiche Ärzte unterschiedlichster Fachrichtungen aufgesucht: Augenärzte, Zahnärzte, HNO-Ärzte, Kardiologen, Urologen, Gynäkologen, Neurologen und Psychiater, Gastroenterologen, Endokrinologen, Orthopäden oder Rheumatologen - meist ohne Erfolg. Diesen Leidensweg mit nutzlosen Untersuchungen oder gar schädlichen Behandlungsmaßnahmen sollte man den Patienten möglichst ersparen.

Die Liste differenzialdiagnostisch relevanter Erkrankungen ist lang. Bevor die Diagnose Fibromyalgie (FMS) gestellt wird, müssen andere behandelbare Krankheitszustände vom Arzt ausgeschlossen worden sein.

Differenzialdiagnose Fibromyalgie

- Gelenk- und Knochenerkrankungen: rheumatoide Arthritis, Arthralgie, Arthrose, degenerative Hals- und Lendenwirbelsäulenerkrankungen, Spondylitis ankylosans, Osteoporose, Morbus Bechterew
- Muskel-Sehnen-Erkrankungen: myofasziales Schmerzsyndrom, Eosinophilie-Myalgie-Syndrom, generalisierte Myotendinose, Karpaltunnelsyndrom, Tendomyogelose, Tendomyopathie
- Drüsenerkrankungen: Hypothyreose (Schilddrüsenunterfunktion), Diabetes mellitus
- Bindegewebserkrankungen: Polymyalgia rheumatica (Weichteilrheuma), Kollagenose (Sjögren-Syndrom, Sklerodermie)
- Psychische Erkrankungen: echte Depression, Angsterkrankung
- Organische Erkrankungen: Herzklappenfehler
- Gefäßerkrankungen: Raynaud-Syndrom, Migräne
- Infektionskrankheiten: Lyme-Krankheit (Borreliose)
- Nervenerkrankungen: Multiple Sklerose, Parkinson-Krankheit

Therapiekonzepte

Es gibt derzeit keine bestimmte Behandlungsmethode, die zur Heilung der Fibromyalgie führt. Man kann von keiner Therapie erwarten, dass die Schmerzkrankheit komplett besiegt wird. Dennoch gibt es die gute Nachricht, dass Schmerzkranke heute viele Möglichkeiten haben, wichtige Etappensiege gegen das FMS zu erringen. Von der medizinischen Schmerztherapie sollte man aber nicht zu viel erwarten. Um Behandlungsziele zu erreichen, die das Leben wieder erträglich und lebenswert machen, ist mehr denn je die Eigeninitiative der Patienten gefragt.

Die etablierte Medizin beurteilt die Möglichkeiten, Schmerzkranken zu helfen, heute nüchterner als früher. Medikamente und Verfahren zur Behandlung der Fibromyalgie haben in den letzten Jahrzehnten oft zu enttäuschenden Ergebnissen geführt. Deshalb empfehlen die aktuellen FMS-Leitlinien viele altbewährte und erprobte Maßnahmen, die im Idealfall die körperliche und geistige Leistungsfähigkeit sowie belastende Beschwerden erfolgreich verbessern können. Maßnahmen, die auf den ganzen leidenden Menschen und die Bedürfnisse des Einzelnen abgestimmt sind: Bewegung, gesunde Ernährung, Optimismus und die passende medizinische Therapie. Insgesamt hilft die maßgeschneiderte Therapiemixtur dabei, die Teufelskreise von Schmerz und Angst, Rückzug, Schonung und Erschöpfung zu durchbrechen, um der Hölle der Schmerzen zu entkommen.

Die Erfahrung mit schulmedizinischen Konzepten hat gezeigt, dass die individuell passende Kombination von Therapien die erfolgreichste Strategie ist (multimodale Therapie). Gute Ergebnisse werden auch mit ganzheitlichen Behandlungskonzepten erzielt. Die Patienten haben die Qual der Wahl aus einer Fülle von Angeboten.

„Es lässt sich gefahrlos vorhersagen, dass ein Allheilmittel gegen den Schmerz niemals gefunden werden wird. Stattdessen scheint die Zukunft der Schmerztherapie in einer vernünftigen Kombination mehrerer verschiedener Behandlungsmethoden zu liegen." *Melzack/Wall 1983*

Schmerztherapie

Einen „guten" Arzt zu finden, ist genauso schwierig, wie einen guten Anwalt zu finden. Die Selbstdarstellung der Ärzteschaft suggeriert genau das Gegenteil: Alle Ärzte sind gleich gut! Ärzte sind aber genauso wenig gleich gut wie Handwerker, Polizeibeamte, Anlageberater, Reiseveranstalter oder Lehrer. Die Zeiten, da ein Arzt „Halbgott in Weiß" war, sind lange vorbei. Eine Arztpraxis macht heute eher den Eindruck eines marktorientierten mittelständischen Unternehmens, das ökonomischen Zwängen in gleicher Weise unterworfen ist wie ein Laden für Autoersatzteile. Damit sollten Sie sich abfinden.

Die Schmerztherapie ist in Deutschland nach wie vor defizitär. Es gibt weder eine angemessene Ausbildung für angehende Ärzte noch ausreichend fortgebildete Schmerztherapeuten. Selbst in deutschen Metropolen sind Schmerzexperten, etwa Rheumatologen, Mangelware.

Betrachtet man die Entwicklung der deutschen Schmerzmedizin in den letzten Jahrzehnten, wundert man sich schon, wo ausgerechnet die christlich-abendländische Wertvorstellung der tätigen Nächstenliebe und Barmherzigkeit für leidende Menschen geblieben ist. Wirksame Schmerztherapie setzt voraus, dass der Heilkundige seinem Patienten ausreichend Zeit schenkt. Genau dies findet kaum statt. Die sogenannte „sprechende Medizin“ ist unbeliebt, weil sie Zeit und Aufmerksamkeit erfordert und schlecht honoriert wird. Gesundheitspolitische Anreize dafür gibt es nicht. Man schweigt das Thema lieber tot. Zudem ist Schmerztherapie oft schwierig und mühsam. Schnelle Erfolge kommen selten vor, insbesondere bei chronischem Schmerz. Zeit ist Geld, auch in der Sprechstunde. Auf diese Weise werden immense Kosten für erfolglose Therapien und überflüssige Untersuchungen verursacht.

Wie soll man mit solchen Rahmenbedingungen zurechtkommen? Akzeptiert man notgedrungen, dass sich in absehbarer Zeit der beklagenswerte Zustand der Schmerztherapie kaum ändern wird, bleibt nur eines: Sie helfen sich selbst.

Moderne Schmerztherapie

Folgende Verfahren stehen in spezialisierten Schmerzzentren zur Verfügung:

- Entspannungsverfahren
- Infusionstherapie
- interventionelle und operative Verfahren
- Lokal- und Leitungsanästhesie, Sympathikusblockaden (auch intravenös), rückenmarksnahe Opiatanwendung, neurolytische Nervenblockaden
- Medikamente (Pharmakotherapie), Medikamentenentzug
- Naturheilverfahren, Akupunktur, Homöopathie, manuelle Therapie
- physikalische Therapie (Wärme, Kälte)
- Psychotherapie, Verhaltenstherapie, Hypnose
- subkutane Kohlendioxidinsufflation
- TENS (transkutane elektrische Nervenstimulation), Biofeedback, Laser

Vormoderne Schmerztherapie

Wie war es eigentlich früher? Hatten es Schmerzpatienten in der Vergangenheit genauso schwer, sich mit ihrer Leidensgeschichte bei Ärzten Gehör zu verschaffen? Noch im 19. Jahrhundert war die ärztliche Visite eine Luxusdienstleistung, die sich nur Wohlhabende leisteten. Die einfachen Leute gingen zum Bader, Barbier oder Laienbehandler. Dennoch ist auffällig, dass in der Vormoderne dem Gespräch zwischen Arzt und Patient sehr viel mehr Zeit gewidmet wurde. Das Wort spielte damals eine wichtige Rolle, da die technisch-wissenschaftliche Diagnostik noch nicht existierte.

Die Sprechstundenpraxis des Arztes entstand erst im 19. Jahrhundert. Zuvor wurde der Arzt meist in das Haus des Patienten gerufen und reiste dann an. Dort befragte er den Patienten in dessen gewohnter Umgebung – unter ständiger Beobachtung von Familienangehörigen und anderen Hausbewohnern! Oft waren solche Patienten mindestens so gut über ihre Krankheit informiert wie der Arzt. Mitunter wurden durchaus die Befunde und Aussagen des Arztes infrage gestellt und eigene Therapievorschläge gemacht. Der „autonome" Patient ist somit keineswegs eine Erfindung des 20./21. Jahrhunderts.

Was die Schmerztherapie betrifft, hatten Patienten damals schlechte Karten. Außer Laudanum (Opium), mit unkontrollierbarer Wirkung, gab es keine Schmerzmittel. In manchen Fällen half zumindest ein chirurgischer Eingriff. Oft wurde aber selbst dies verweigert, da Betroffene lieber sterben wollten, als sich einer qualvollen Operation zu unterziehen. Viele Schmerzpatienten benutzten allerlei magische Rituale oder Objekte, um ihr Leiden zu lindern.

Im 17. Jahrhundert entstand ein umfangreiches Vokabular der Schmerzbeschreibung. Die Patienten fanden viele Worte, um ihre Schmerzen zu schildern: „sich der Kopff von einander spalten wolte", „gleich einem Feuer", „das Creutz zerschmettert, oder ein Pfahl dadurch geschlagen" oder „alles auf der rechten Seiten, im halben Gesicht und im Ohr". Solche Schilderungen besaßen für die damalige Ärzteschaft hohen diagnostischen Wert und wurden sehr ernst genommen.

Gebildete Patienten mit chronischen Schmerzen, häufig durch Rheuma oder Gicht verursacht, begegneten ihren Ärzten durchaus mit gesundem Misstrauen. Vor allem dann, wenn sie bereits schlechte Erfahrungen mit diversen anderen Ärzten gemacht hatten.

Viele Patienten eigneten sich medizinisches Spezialwissen an oder studierten populärwissenschaftliche Ratgeber, die es auch schon vor 300 Jahren gab. Jedenfalls zeigt das medizinische Schrifttum des 18./19. Jahrhunderts, dass Ärzte dem Leiden von Schmerzpatienten große Aufmerksamkeit schenkten. Der Medizinhistoriker Michael Stolberg konstatiert: „In mancher Hinsicht erscheint uns der große Raum, den die vormodernen Ärzte dem subjektiven Erleben ihrer schmerzgeplagten Patienten einräumten, heute vorbildlich.“ Eine Verbindung der modernen Schmerztherapie mit dem damaligen ärztlichen Respekt vor Schmerzkranken und ihren subjektiven Empfindungen wäre wegweisend für die Medizin von heute.

So viel Zeit muss sein!

Der durchschnittliche Zeitbedarf für die Schmerzanalyse (zusätzlich zum organisatorischen Aufwand) beträgt etwa 2,5 Stunden: Durchsicht der Vorbefunde 45 min, Fragebogen- und Testauswertung 15 min, Erstgespräch und Erstuntersuchung zusammen mindestens 90 min.

Bundesverband Deutscher Schmerztherapeuten (2008)

Moderne Schmerztherapie

Selbstverständlich ist es zu begrüßen, dass 2012 aktualisierte deutsche Leitlinien zur Diagnostik und Therapie der Fibromyalgie (FMS) vorgelegt wurden, die den derzeitigen Wissensstand zusammenfassen. Man darf aber nicht vergessen, dass es sich um unverbindliche Empfehlungen handelt. Solche Leitlinien gibt es auch für zahlreiche andere Erkrankungen. Kann man wirklich erwarten, dass Hausärzte und Allgemeinmediziner oder Fachärzte Zeit dafür haben, diese Fülle an Spezialwissen in der täglichen Praxis umzusetzen?

Im Jahr 2008 legte der Bundesverband Deutscher Schmerztherapeuten eine Bilanz der Lage der Schmerztherapie in Deutschland vor. Darin rechnet man mit elf Millionen chronisch schmerzkranken Patienten, davon 960.000 schwer behandelbar. Hierzulande gibt es demzufolge nur rund 450 schmerztherapeutische Einrichtungen, weniger als die Hälfte davon sind niedergelassene Ärzte und nur 60 Praxen ausschließlich auf Schmerzkranke ausgerichtet. Schmerzzentren für stationäre Therapie existieren nur sporadisch und ihre Zahl nimmt ab.

Es gibt viele Gründe für die Unterversorgung Schmerzkranker. Dazu gehören Ausbildungslücken im Medizinstudium, defizitäre Facharztweiterbildung, Forschungsdefizite, fehlende Umsetzung von Erkenntnissen, fehlende Einsicht von Politik, Krankenkassen und Standesorganisationen, zu wenig qualifizierte Ärzte und ärztliche Kooperation, mangelhafte Honorierung, Budgetierung, Rationierung, „Schmerz-Kommerz“ sowie fehlende Solidarität in der Gesellschaft. Die Situation für Betroffene ist prekär: „Patienten mit chronischen Schmerzkrankheiten sind, wenn es um die Durchsetzung ihrer Behandlung geht, oftmals mit Unverständnis und Abwiegelung konfrontiert. Dass eine verfügbare Behandlung rasch beginnen kann, ist die Ausnahme – sogar dann, wenn noch Möglichkeiten zur Prävention weiterer Chronifizierung vorhanden sind.“ Das sagen die Schmerztherapeuten.

Im Durchschnitt leiden Betroffene seit zehn Jahren an chronische Schmerzen und werden von elf Ärzten sowie von nicht-ärztlichen Therapeuten behandelt. Zwei Drittel der Schmerzkranken erleben mindestens eine stationäre Heilbehandlung oder Rehabilitation, ebenso viele Patienten einen oder mehrere Krankenhausaufenthalte. Ein Drittel der Patienten wird wegen chronischer Schmerzen erfolglos operiert. Hinzu kommen schwere Risiken durch unsachgemäße Verordnung und Anwendung von Schmerzmitteln: Suchtgefährdung durch Opiate und Psychopharmaka sowie gefährliche Magen-Darm-Nebenwirkungen durch nicht-steroidale Analgetika. Kein Wunder, dass ein Drittel der Patienten über Suizidgedanken berichten. In Deutschland wird jeder sechste Suizid deshalb begangen, weil die Betroffenen ihre Schmerzen nicht mehr aushalten – eine seit Jahrzehnten bekannte Tatsache.

Suizidrisiko chronischer Schmerz

Eine Patientin, die zu einer Selbsthilfegruppe gehört, berichtete, vor Weihnachten 2002 habe die Gruppe aus 46 Mitgliedern bestanden, vor Ostern 2003 waren es nur noch 39 Patienten. Auf die Frage, aus welchem Grund die sieben Patienten denn aus der Gruppe ausgeschieden seien, antwortete sie: „Sie sind nicht aus der Gruppe ausgeschieden, sie haben alle Selbstmord begangen. Sie haben die Schmerzen nicht mehr ausgehalten.“

FMS-Patientenhilfe für Deutschland e. V.

Wie sollen Sie sich nun verhalten, wenn Sie selbst schmerzkrank sind oder ein Angehöriger betroffen ist? Entweder Sie haben als FMS-Patient bereits solche Erfahrungen gemacht oder Sie möchten solche Erfahrungen und Risiken unbedingt vermeiden. Dies gelingt nur, wenn Sie über die Schmerzkrankheit (FMS) gut informiert sind. Bewahren Sie ein gesundes Misstrauen und vertrauen Sie Ihrem gesunden Menschenverstand. Dann werden Sie oft feststellen, dass Sie mehr über Ihre Krankheit wissen als Ihr Arzt. Ihr Selbstvertrauen, dass Sie die richtigen Entscheidungen treffen, wird zunehmen. Sie werden sich selbst helfen können, mit Erfolg.

Katrin – Tenderpoints

Ich laufe von Arzt zu Arzt, begebe mich in eine Schmerztherapie, gehe zum Heilpraktiker, Ernährungsberater, zuletzt zum Psychotherapeuten, alles ohne Erfolg. In der Kur lernte ich eine Patientin mit Fibromyalgie kennen – mein erster Kontakt mit dieser Krankheit. Meine Symptome sind die gleichen. Ich rede mit den Ärzten und plötzlich untersucht man mich, die Tenderpoints schmerzen und ich weiß jetzt endlich, dass es auch bei mir Fibromyalgie ist.

Der richtige Arzt

Gibt es den „richtigen" Arzt für Schmerzpatienten? Die Antworten sind ernüchternd: Die Wahrscheinlichkeit ist gering, dass Ihre Schmerzkrankheit vom Arzt respektiert und anerkannt wird; die Wahrscheinlichkeit ist gering, dass Sie einem Arzt gegenübersitzen, der etwas von Schmerztherapie versteht; die Wahrscheinlichkeit ist hoch, dass sich an Ihrem Zustand nichts verbessern wird und Frustrationen Ihr Leiden verlängern. Wirksame Schmerztherapie setzt voraus, dass der Arzt über die Schmerzkrankheit informiert ist, dass er sich für Ihre Schmerzproblematik interessiert, dass er Ihnen lange genug zuhört und dass er eine auf Sie individuell zugeschnittene Therapie durchführen kann. Dies wird meist nicht möglich sein. Ausnahmen bestätigen die Regel.

Grundlage jeder Diagnostik und Behandlung der Fibromyalgie ist das respektvolle Miteinander von Patient und Arzt.

Wie soll man sich als Betroffener verhalten? Wenn Sie akzeptiert haben, dass dies Ihre Situation als Hilfesuchender ist, haben Sie einen wichtigen Schritt in Richtung Besserung getan. Sie ersparen sich damit leidvolle Erfahrungen mit Ärzten. Sie erwarten nunmehr wenig von Ihrem Arzt und viel von sich selbst. Sie selbst sind der Experte für Ihre Schmerzkrankheit. Und über viele konventionelle und alternative Therapien werden Sie besser Bescheid wissen als ein Arzt.

Machen Sie sich deshalb Ihren Arzt zum Verbündeten: Sie sagen ihm, was er für Sie tun kann - und er wird es tun. Tut er es nicht, ist er der falsche Arzt. Zudem beschränken Sie Ihre Arztkontakte auf das allernotwendigste Maß. Sie wissen, dass Sie selbst gut informiert sind. Und Sie behalten Ihr buchstäblich gesundes Misstrauen bei, wenn es darum geht, sich jemandem anzuvertrauen. Gut informiert zu sein, ist Ihr Schlüssel zum Erfolg. Ihr Wissen gibt Ihnen die Macht, Ihre Schmerzkrankheit zu besiegen.

Ärzte agieren heute nicht mehr gottgleich und undurchschaubar. Sie müssen sich mit Bewertungen ihrer eigenen Patienten auf öffentlich zugänglichen Internetplattformen auseinandersetzen (z. B. www.sanego.de). Vor allem für Schmerzpatienten sind solche Foren eine gute Möglichkeit, sich über die Erfahrungen von Leidensgenossen zu informieren. Falls Sie selbst eine Bewertung abgeben möchten, weil Sie zufrieden oder unzufrieden mit Ihrem Arzt sind, bleiben Sie sachlich. Manche Ärzte investieren mehr Zeit dafür, unliebsame Bewertungen zu verhindern (auch mit kostenpflichtigen Abmahnungen), als für die angemessene Behandlung Ihrer Patienten.

Seien Sie nachsichtig mit Ihrem Arzt, wenn Sie selbst über Fibromyalgie gut informiert sind und Ihr Arzt nicht. Sie brauchen den Arzt als Partner für Verordnungen und Überweisungen und manchmal auch für nützliche Ratschläge. Geben Sie nicht mit Ihrem Wissen an. Freundliche, aber bestimmte Höflichkeit ist gut, um eine vertrauensvolle Zusammenarbeit mit dem Arzt zu erreichen. Beurteilen Sie nach dem ersten Arztkontakt für sich selbst, ob und in welchem Umfang Sie zufrieden sind.

Verdachtsdiagnose Fibromyalgie?

Diese Fragen sollte Ihr Arzt unbedingt stellen:

- Beschreiben Sie die aktuell vorliegenden Beschwerden und Symptome.
- Wann haben Ihre Beschwerden begonnen?
- Wo haben sich die ersten Symptome gezeigt?
- Wie haben sich die Schmerzen weiter entwickelt oder ausgebreitet?
- Liegen zusätzlich Symptome wie Reizdarm, Reizblase, Kopfschmerzen, Depression oder Angstzustände vor?
- Leiden Sie an Schlafstörungen (Einschlaf- oder Durchschlafstörungen), wachen

Sie nachts häufiger auf, fühlen Sie sich morgens „gerädert“ bzw. tagsüber erschöpft?

- Welche anderen Erkrankungen liegen vor, etwa eine Schilddrüsenerkrankung, eine Zuckerkrankheit oder eine Herzerkrankung?
- Welche Medikamente nehmen Sie gegenwärtig ein?
- Welche Medikamente haben Sie früher eingenommen?
- Sind Sie in der Vergangenheit operiert worden? Wann? Warum?
- Welche Labor- und Röntgenuntersuchungen wurden bereits durchgeführt? Mit welchem Ergebnis?

Checkliste Arztbewertung

- [ ] Hat der Arzt zugehört?
- [ ] War der Arzt an meiner Leidensgeschichte interessiert?
- [ ] Hat der Arzt Interesse gezeigt?
- [ ] Hat sich der Arzt ausreichend Zeit für das erste Gespräch genommen?
- [ ] Hatte ich den Eindruck, dass sich der Arzt bereits mit der Fibromyalgie beschäftigt hat?
- [ ] Hatte ich den Eindruck, dass der Arzt bereit ist, etwas dazuzulernen bzw. sich selbst über die Fibromyalgie zu informieren?

Medikamente

Es ist gut, dass es sie gibt: medikamentöse Schmerzmittel. Man weiß aber auch, dass gerade bei FMS-Patienten die Rate derjenigen sehr hoch ist, deren Befindlichkeit sich auch unter Placebo (Scheinmedikament ohne Wirkstoff) deutlich bessert! Ein Medikament mit der Indikation Fibromyalgie ist bislang nicht zugelassen.

Die Bewertung der Wirksamkeit eines Medikaments bei Fibromyalgie muss daran gemessen werden, wie stark die Kardinalsymptome Schmerz, Müdigkeit,

Schlafstörungen, gedrückte Stimmung und Angst sowie die Lebensqualität günstig beeinflusst werden.

Entsprechend der komplexen Symptomatik werden Arzneimittel mit unterschiedlichem Wirkprinzipien angewendet: Schmerzmittel (Analgetika), Antidepressiva, Beruhigungsmittel oder Muskelrelaxanzien. Der häufigste Fehler ist die unpassende Dosierung mit erhöhtem Nebenwirkungsrisiko. Man sollte nicht vergessen, dass die FMS-Symptome in jedem Einzelfall anders sind. Nur für wenige Gruppen von Medikamenten ist Wirksamkeit bei FMS halbwegs wissenschaftlich gesichert: Antidepressiva, Opioide, Nervenschmerzmittel und konventionelle Schmerzmittel.

Die Anwendung von Medikamenten setzt immer die Abwägung von (erwünschter) Wirkung und (unerwünschter) Nebenwirkung voraus. In der Praxis sollten Sie als FMS-Patient bei der Verordnung von Medikamenten darauf achten, ob Ihr Arzt über die speziellen Dosierungen (z. B. Antidepressiva) und über die sichere Anwendung von Analgetika und Opioiden Bescheid weiß. Andernfalls drohen schwere Nebenwirkungen von Übelkeit bis zum Magengeschwür.

Medikamente zur Behandlung von FMS-Beschwerden sollen nur eine begrenzte (möglichst kurze) Zeit, maximal sechs Monate angewendet werden!

Antidepressiva

Trizyklische Antidepressiva sind die am besten untersuchten Medikamente der FMS-Therapie. Jeder vierte Patient profitiert von der Behandlung mit Antidepressiva, vor allem durch Schmerzlinderung und Schlafverbesserung. Allerdings treten bei vielen Patienten Nebenwirkungen wie Müdigkeit und Benommenheit auf.

- Trizyklische Antidepressiva (TCA) gelten als einzige zu einem gewissen Grad wirksame Mittel bei Fibromyalgie. Zusätzlich zur Hemmung der Wiederaufnahme der Neurotransmitter Serotonin und Noradrenalin beeinflussen sie auch die glutamaterge Neurotransmission (Acetylcholin, NMDA).

Amitriptylin ist die am häufigsten benutzte Substanz, die in Deutschland zur Therapie chronischer Schmerzen im Rahmen eines Gesamttherapiekonzeptes zugelassen ist. Die Dosis zur Behandlung des FMS ist fünffach niedriger als die Dosis zur Behandlung von Depressionen! Man muss bei TCA mit (anticholinergen) Nebenwirkungen rechnen (Mundtrockenheit, Verstopfung, Harnverhalt, trockene Haut, Herzrasen, Blutdruckabfall, Unruhe u. a.). Zudem scheint die Wirksamkeit von Antidepressiva mit zunehmender Anwendungsdauer schwächer zu werden.

- Serotonin-Noradrenalin-Wiederaufnahmehemmer (SNRI) wie Duloxetin werden zeitlich begrenzt bei FMS-Patienten, die zusätzlich an Depression und Angststörungen leiden, empfohlen. Man benutzt dieselbe Dosierung wie bei der Behandlung einer Depression. Die Wirksamkeit ist nicht sehr ausgeprägt. Eine Wirkung auf Schlafstörungen fehlt. Falls Patienten Amitryptilin nicht vertragen oder einnehmen dürfen, kann ein Versuch mit Duloxetin unternommen werden. In Studien brach jeder dritte Patient die Behandlung ab. Duloxetin ist in Deutschland nicht zur Therapie des FMS, aber zur Therapie von depressiven Störungen und generalisierter Angststörung zugelassen.
- Selektive Serotonin-Wiederaufnahmehemmer (SSRI) sind zwar besser verträglich als TCA, ihre Wirksamkeit bei FMS ist aber umstritten. SSRI wie Paroxetin oder Fluoxetin sind in Deutschland zur Therapie von depressiven Zuständen und Angststörungen, aber nicht zur Therapie des FMS zugelassen. Schmerz, Schlaf und Lebensqualität werden mäßig günstig beeinflusst. In Studien brach jeder fünfte Patient die Therapie ab.

Nicht empfehlenswerte Medikamente

- antivirale Substanzen (z. B. Valacyclovir)
- Angstlöser (Anxiolytika: z. B. Alprazolam, Bromazepam)
- Cannabinoide
- Dopaminagonisten
- Hormone (z. B. Calcitonin, Androgene, Östrogene, Kortisone, Schilddrüsenhormone, Wachstumshormon)
- Flupirtin
- Hypnotika (z. B. Zopiclon)
- Interferone
- Ketamin (intravenös)
- Lokalanästhetika (z. B. Lidocain)
- Milnacipran (SNRI)
- Monoaminooxidasehemmer (z. B. Moclobemid)
- Muskelrelaxantien (z. B. Cyclobenzaprin, Chlormezanon, Tolperison)
- Natriumoxybat
- Nervenschmerzmittel (z. B. Gabapentin, Pregabalin)

- Neuroleptika (z. B. Ritanserin)
- Nichtsteroidale Antrheumatika (NSAID: z. B. Ibuprofen, Tenoxicam)
- Noradrenalin-Wiederaufnahmehemmer (NRI: z. B. Esreboxetin)

Analgetika

Die üblicherweise verordneten Schmerzmittel (Analgetika) aus der Gruppe der nichtsteroidalen antientzündlichen Substanzen (NSAR, NSAID) haben sich bei FMS im Vergleich zu Placebo nicht als besonders wirksam erwiesen. Sie erhöhen bei Dauergebrauch zudem das Risiko für Magen-Darm-Geschwüre. Bekannte Schmerzmittel sind etwa Acetylsalicylsäure (ASS, Aspirin), Ibuprofen, Naproxen und Tenoxicam. Ibuprofen, Diclofenac, Metamizol und Paracetamol werden bei FMS zwar häufig eingesetzt, ihre Wirkung ist aber bislang nicht überzeugend bestätigt. Solche Analgetika sind höchstens einige wenige Tage wirksam, insbesondere wenn Rückenschmerz mit Muskelverspannungen vorliegt. Von der Daueranwendung wird dringend abgeraten.

Es gibt kein für die Indikation FMS in Deutschland zugelassenes Medikament!

Guaifenesin?

Guaifenesin ist ein Arzneistoff der Guajakolderivate. Man benutzt es zur Lösung von Bronchialsekret, beispielsweise bei Erkältung (Expektorans). Es kursieren zahlreiche Mitteilungen von FMS-Patienten, die Guaifenesin zur Therapie einsetzen. So liest man Wortmeldungen wie diese (www.fibromyalgie-guaifenesin-forum):
„Ich nehme seit über zwei Jahren Guaifenesin. Ich hatte 1,5 Jahre lang mehr Schmerzen und Erschöpfung und konnte weniger körperlich leisten als vor Guaifenesin. Ich hatte Schmerzen in Körperregionen, die vorher vollkommen unauffällig waren. Dann ging es stetig aufwärts und mit zunehmender Energie nahmen auch die Schmerzen ab."
Der amerikanische Arzt St. Amand beschäftigt sich seit den 1990er-Jahren mit Guaifenesin bei FMS. Er glaubt, dass die erhöhte Phosphatausscheidung bei FMS günstig wirkt. Dafür gibt es in der Wissenschaft kaum Unterstützung. Man führt die positiven Erfahrungen mit Guaifenesin hauptsächlich auf den (bei FMS nicht ungewöhnlichen) Placeboeffekt zurück.

Opioide

Schmerzmittel auf Morphinbasis gibt es in verschiedener Wirkstärke. Sie können kurzfristig Schmerzen sehr gut lindern. Leider ist Deutschland nicht nur auf dem Gebiet der Schmerztherapie, sondern auch in Bezug auf die verordneten Mengen an Opioiden im internationalen Vergleich Entwicklungsland. Lange Zeit herrschte geradezu eine „Opiodphobie“ in der deutschen Ärzteschaft. Restriktive Verordnungsmodalitäten verhinderten oft eine Opioidbehandlung bei Patienten mit starken Schmerzen. Zudem ist man vielfach nur auf die Behandlung von Krebsschmerzen mit solchen Mitteln fixiert. Eine Analyse der Arzneiverordnungen (2010) zeigte zwar, dass heute mehr Opioidschmerzmittel verschrieben werden als vor fünf Jahren, die richtige Indikation und Anwendung scheint aber für viele Ärzte noch immer ein Buch mit sieben Siegeln zu sein: Krebskranke bekommen zu wenig oder die falschen Opioide, Schmerzkranke möglicherweise gar keine.

Tatsache ist, dass die wenigsten Ärzte wissen, wie Opioide richtig gehandhabt werden, und meist auch nicht ausreichend über mögliche Suchtrisiken (und wie man diese vermeidet) informiert sind. Der Schmerzspezialist Wolfgang Koppert von der Medizinischen Hochschule Hannover betont den hohen Stellenwert von Opioiden zur Behandlung chronischer Schmerzen. Ein Rezept allein reicht nicht: „Die moderne Schmerztherapie ist immer multimodal. Ärzte, Psychologen und Physiotherapeuten müssen daran beteiligt sein.“

Bisher gibt es nur Studien, die einen günstigen Effekt von Tramadol, einem schwachen Opioid, alleine oder kombiniert mit Paracetamol nachweisen. Tramadol hat zusätzlich antidepressive Wirkung. Schwache Opioide können kurzfristig (wenige Tage) beispielsweise Rückenschmerz lindern. Starke Opioide (z. B. Morphin, Oxycodon, Hydromorphon) sind nur in Ausnahmefällen bei sehr starken Schmerzen angebracht.

Injektionstherapie

Die lokale Injektion mit einem Oberflächenanästhetikum (z. B. Lidocain) in besonders schmerzhafte Tenderpoints kann durchaus Akutschmerz lindern. Die Wirkung hält aber meist nur kurze Zeit an. Patienten profitieren zwar von der lokalen Schmerztherapie bei bestimmten Tenderpoints, die Behandlung aller schmerzhaften Tenderpoints ist aber nicht praktikabel. Die aktuellen FMS-Leitlinien empfehlen diese Therapie nicht.

Naturheilkunde

Patienten mit Fibromyalgie benutzen häufig auch Heilkräuter oder naturheilkundliche Mittel, um bestimmte Beschwerden zu lindern. Es gibt zahlreiche Heilkräuter, die bei bestimmten Symptomen als Alternative zu Medikamenten infrage kommen, etwa Ingwer, Ginkgo biloba oder essenzielle Fettsäuren. Die Wirksamkeit solcher Mittel bei FMS ist kaum hinreichend untersucht. Pflanzliche Heilmittel bergen zudem, wie alle Arzneimittel, auch Nebenwirkungs- und Sicherheitsrisiken.

Heilkräuter bei FMS-Beschwerden

- Schlafstörungen: Baldrian, Hopfenzapfen, Melisse, Lavendel, Passionsblume
- Depressive Verstimmung: Johanniskraut
- Verdauungsprobleme: Anis, Artischocke, Fenchel, Ingwer, Leinsamen, Löwenzahn
- Nervosität: Kamille, Minze, Ringelblume, Schöllkraut
- Gedächtnis-/Konzentrationsstörungen: Ginkgo biloba
- Schmerz: Ingwer, Weide, Weihrauch
- Schwindel: Ingwer

Britta – Kälte, Ultraschall und Akupunktur

Mit Eispackungen und Ultraschallbestrahlung besserten sich zwar die Schmerzen, aber Bewegungseinschränkungen blieben bzw. traten erneut auf. Da sich zur gleichen Zeit Schmerzen im Rücken- und Hüftbereich entwickelt hatten, schlug der Orthopäde eine Akupunktur vor, nachdem mit Spritzen und Massagen nichts mehr zu machen war. Diese Akupunktur war sehr schmerzhaft – was aber der Arzt nicht glaubte! – und sie brachte nichts. Im Gegenteil, dadurch wurde zusätzlich eine Gürtelrose ausgelöst, die vom linken Rückenbereich ausgehend bis in den linken Oberschenkel hinein ausstrahlte. Da die Schmerzen im Schulter-

und Hüftbereich nicht nachließen, ging ich zum Orthopäden, um die Ursache klären zu lassen. Die Röntgenaufnahmen brachten aber keinen Befund und der Arzt bemerkte, dass ich deshalb auch keine Schmerzen haben dürfte. Ich hatte aber Schmerzen!

Akupunktur

FMS-Patienten können von einer Behandlung nach den Regeln der traditionellen chinesischen Medizin (TCM) durchaus profitieren. Vor allem die Akupunkturbehandlung ist manchmal erfolgreich. Offensichtlich ist die günstige Wirkung davon abhängig, zu welchem Zeitpunkt die Therapie durchgeführt wird. Die Besserung hält einige Zeit an. Treten die Schmerzen wieder in gewohnter Intensität auf, wird eine erneute Akupunkturbehandlung durchgeführt. Akupunktur ist als Kassenleistung bei Rückenschmerz verfügbar.

Homöopathie

Manche Patienten mit Fibromyalgie profitieren von homöopathischer Therapie mit *Rhus toxicodendron,* insbesondere in Bezug auf chronische Schmerzen. Das Mittel ist nebenwirkungsfrei und kann versuchsweise eingesetzt werden. Es ist sehr unwahrscheinlich, dass FMS-Symptome allein mit homöopathischer Behandlung beherrschbar sind. Manche Krankenkassen erstatten die Behandlungskosten.

Physikalische Therapie

Mit physikalischen Therapiemaßnahmen sollen Schmerzen gelindert, die Muskulatur entspannt, das Bindegewebe aufgelockert, Gelenkfunktionen und Kondition verbessert, Fehl- und Schonhaltungen beseitigt, Überlastung vorgebeugt und mögliche Begleiterkrankungen mitbehandelt werden. Häufig ist eine Physiotherapie nur in bestimmten Phasen kurzfristig sinnvoll, etwa eine Massage bei Nacken-Schulter-Verspannungen oder Kopfschmerz.

Trainingstherapie

Zumutbare und erträgliche körperliche Belastung statt Schonung, das ist die Devise für FMS-Patienten – hier sind sich alle Experten einig. Jede Art von Bewegungstherapie (Herz-Kreislauf-, Funktions-, aerobes Ausdauertraining, Yoga,

Tai-Chi, Pilates) hat aber den Nachteil, dass die körperliche Bewegungsbelastung durch Schmerzen begrenzt ist. Voraussetzung eines wirksamen Trainings zur Kräftigung der Muskulatur und Aktivierung des Kreislaufs ist die körperliche Mindestbelastung. Schwimmen, Wandern, Radfahren oder Jogging bei mäßiger Belastung werden empfohlen. Der Grad der körperlichen Belastung bei FMS-Patienten kann schrittweise und behutsam erhöht werden.

Funktionstraining (Trocken- und Wassergymnastik) unter Anleitung von Krankengymnasten und Physiotherapeuten in qualifizierten Übungsgruppen wird als ergänzende Leistung zur Rehabilitation gefördert. Es enthält Elemente von Ausdauertraining und Dehnungsübungen. Die Deutsche Fibromyalgie-Vereinigung und die Deutsche Rheuma-Liga bieten eine von den gesetzlichen Krankenkassen und Rentenversicherungsträgern anerkannte Fortbildung für Übungsleiter an.

Bädertherapie

Wasseranwendungen haben sich bei vielen Beschwerden und Befindlichkeitsstörungen außerordentlich gut bewährt. Sanfte Bewegung im warmen Wasser ist eine Wohltat und führt oft rasch zur Schmerzlinderung. Für die meisten Patienten gilt: je wärmer das Wasser, desto besser. Kommen Bewegungsübungen und Gymnastik hinzu, profitieren die Patienten zusätzlich von der Entlastung durch den Auftrieb im Wasser. Dies ist besonders hilfreich, wenn Gelenkprobleme vorliegen. Sehr empfehlenswert ist Aquajogging (Laufen im Wasser) und Aquacycling (Fahrradfahren im Wasser), es gibt sogar Aquatrampolin. Einfaches Schwimmen ist immer eine gute Empfehlung. Wassergymnastik kann auf Kosten der gesetzlichen Krankenkassen verordnet werden.

Wärme und Kälte

Wärmeanwendungen werden von vielen FMS-Patienten als wohltuend oder schmerzlindernd empfunden. Wärme vermindert den Muskeltonus, fördert die Durchblutung in der Haut bzw. der Muskulatur und hilft bei der Ausschwemmung von Schadstoffen über die Haut. Auch mit Kälteanwendungen, etwa der Ganzkörperkältetherapie, sind gute Erfahrungen gemacht worden: Betroffene berichten über eine bessere Schlafqualität, erholsamen Schlaf und beruhigende Wirkungen.

- Hyperthermie (Überwärmung): Durch spezielle Infrarotbestrahlung wird die Körperkerntemperatur auf 38 bis 39 °C erhöht. Der Patient befindet sich in Liegeposition und wird mit den Wärmestrahlen unter fortlaufender Kontrolle allmählich erwärmt. Die Behandlung dauert etwa 45 min und wird zweimal wöchentlich 5 Wochen lang durchgeführt. In vielen Fällen kommt es zur Schmerzlinderung und Verringerung der Druckschmerzempfindlichkeit.
- Kältekammer: Die Kältekammertherapie ist meist gut verträglich. Auch für ältere Menschen ist diese Behandlung geeignet. Ob eine Kältekammertherapie möglich ist, wird bei der ärztlichen Aufnahmeuntersuchung vor Behandlungsbeginn mit dem Patienten besprochen. Patienten betreten in eigener Badekleidung mit Mund- und Ohrenschutz, Handschuhen, dicken Socken und festen Schuhen/Schlappen die Kältekammer.

Im ersten Vorraum beträgt die Temperatur -60 °C (Verweildauer etwa 30 Sekunden), dann betritt man nach Anweisung den -110 °C kalten Raum (Verweildauer maximal 3 Minuten). Während dieser Zeit bewegt sich der Patient bei angenehmer Musik. Die Verweildauer wird laufend angesagt. Unmittelbar nach der Therapie erlebt man ein angenehm warmes Gefühl im ganzen Körper und alle Gelenke sind besser beweglich. Die Schmerzlinderung kann bis zu sechs Stunden anhalten. Manchmal kommt es nach mehreren Behandlungen sogar zur monatelangen Schmerzfreiheit.

Die Ganzkörper-Kältetherapie führt zu zahlreichen positiven Veränderungen: Herabsetzung der Nervenleitgeschwindigkeit, Beeinflussung bestimmter Neurotransmitter, Zunahme an Vitalität und Wohlbefinden, günstiger Einfluss auf das Immunsystem. Um einen länger anhaltenden Effekt zu erzielen, sind etwa 20 Behandlungen nötig. Ein Antrag auf Kostenübernahme bei der Krankenkasse sollte auf jeden Fall gestellt werden.

Manuelle Lymphdrainage

Wassereinlagerungen im Gewebe (Ödeme) sind ein häufiges Begleitsymptom bei FMS. In der Regel leiden Frauen morgens unter geschwollenen Augen und Ringe klemmen an geschwollenen Fingern.

Tagsüber kommt es häufig zu Ödemen an den Knöcheln und Beinen, die sich dann bleischwer anfühlen. Die manuelle Lymphdrainage wird meist als sehr wohltuend empfunden und bringt deutliche Entlastung. Mit verschiedenen Griffen unter wechselndem Druck verbessert sich der Flüssigkeitstransport in den Gefäßen, was zur Entstauung des Gewebes führt.

Chirotherapie

Die Chiropraktik (Chirotherapie) benutzt Handgrifftechniken zur Behandlung der Wirbelsäule und Extremitäten. Nach Auffassung dieser Lehre führen Fehlhaltungen, Sport oder Unfälle zu Verschiebungen der Wirbel untereinander. Begünstigend für solche Verschiebungen wirken schwache Muskeln, Alter und Erschöpfung. Ergebnisse von Studien belegen, dass durch chiropraktische Behandlung die Beweglichkeit und die Schmerzintensität bei FMS-Patienten günstig beeinflusst werden. Chiropraktik kann als Begleitmaßnahme zur Behandlung der Fibromyalgie nützlich sein. Mit Wirbelsäulenmanipulationen konnten sehr wirksam Kopfschmerzen bei Nackenmuskelverspannung beseitigt werden. Rücken- und Nackenschmerzen sind chiropraktisch vergleichbar gut zu behandeln wie mit einer sechsmonatigen Physiotherapie.

Musiktherapie

Man unterscheidet aktive und passive Musiktherapie, Einzel- und Gruppenmusiktherapie. Bei passiver Therapie nimmt der Patient die Musik, entweder vom Therapeuten gespielt oder abgespielt von Medien, passiv wahr, ohne Einfluss auf die musikalische Gestaltung zu nehmen. In der aktiven Therapie ist der Patient durch Spielen eines Instruments beteiligt. Improvisationen auf Musikinstrumenten erlauben den musikalischen Ausdruck der Gefühlslage.

In einer amerikanischen Studie mit 26 Patienten und passiver Musiktherapie waren musikalisch fluktuierende Vibrationen (60–300 Hz) nicht besonders gut schmerzlindernd wirksam. In einer deutschen Studie half aktive Musiktherapie einer Gruppe von zwölf Patienten mit verschiedenen Schmerzsyndromen inklusive FMS-Patienten sehr gut, Schmerzen und symptomatische Funktionsstörungen zu bessern.

Andere physikalische Therapien

- Krankengymnastik
- manuelle Therapie (Osteopathie, Cranio-Sacral-Therapie)

- Magnetfeldtherapie
- Massage
- Niedrigenergielaser
- Reizstrom
- Stangerbad
- Tanztherapie
- Transkutane elektrische Nervenstimulation (TENS)
- Ultraschall
- Vibrationstraining

Psychotherapie

Nicht alle FMS-Patienten brauchen eine Psychotherapie. Psychische Probleme (Depression, Angststörungen und posttraumatische Belastungsstörung) kommen aber bei FMS-Patienten deutlich häufiger vor als bei Gesunden oder Patienten mit rheumatischen Erkrankungen. Für Depressionen und Panikstörungen bei FMS gibt es spezielle Behandlungsverfahren der kognitiven Verhaltenstherapie und tiefenpsychologischen Therapie. Die erfolgreiche Behandlung einer psychischen Begleitstörung kann sich auch positiv auf das FMS selbst auswirken (Schmerzreduktion, bessere Motivation zur Selbstbehandlung). Die Kosten für analytisch orientierte Psychotherapie und Verhaltenstherapie werden in Deutschland von Krankenkassen übernommen.

Psychotherapie gilt als wesentlicher Bestandteil der FMS-Therapie. Man kann durchaus ihren Stellenwert infrage stellen, wenn man berücksichtigt, dass echte psychische Störungen bei Fibromyalgie niemals überzeugend nachgewiesen wurden und die FMS-Ursachen nach wie vor unbekannt sind. Die Hinzuziehung von Neurologen, Psychiatern, Psychotherapeuten und Psychosomatikern darf deshalb nicht unter dem Aspekt erfolgen, dass eine solche Behandlung zwingend notwendig wäre bzw. dass in erster Linie ein psychisches Problem vorliegt.

- Ärzte, die die Fibromyalgie als psychosomatische Erkrankung einstufen, setzen die Gesprächstherapie als Mittel der Konfliktlösung ein. Unverarbeitete Konflikte sind dieser Auffassung zufolge Ursache körperlicher bzw. psychisch bedingter Verspannungen. Eine solche Behandlung kann als Einzeltherapie und als Gruppen- bzw. Familientherapie durchgeführt werden.

- Die kognitive Verhaltenstherapie gilt als wirksamer psychotherapeutischer Ansatz, von dem viele Patienten profitieren. Als Basismaßnahme wird sie bei FMS-Patienten empfohlen. Bei der sogenannten „kognitiven Umstrukturierung“ wird versucht, einen neuen Zugang zum Schmerzerleben und eine bessere Bewältigung von Schmerz zu erreichen. Hierbei helfen die systematische Information über alle Aspekte der Krankheit Fibromyalgie.
- Aufklärung über die Erkrankung und Motivierung zu mehr Eigeninitiative sind weitere Ziele psychotherapeutischer Behandlung (Psychoedukation).
- Die Hypnose eignet sich gut, um einen Zustand körperlicher Entspannung, Entkrampfung und Angstfreiheit herbeizuführen. Die Ergebnisse einer Studie zeigten, dass sich Schmerz und Müdigkeit unter Hypnose bei FMS-Patienten besserten. Von der Hypnotherapie profitierten vor allem Patienten, bei denen andere Therapien unwirksam geblieben waren.

Psychotherapie bei FMS

- analytische Psychotherapie
- kognitive Verhaltenstherapie
- Gesprächstherapie
- Psychoedukation (Patientenschulung)
- Hypnose

Entspannungsverfahren

Für FMS-Patienten eignen sich insbesondere solche Methoden, die keine extremen körperlichen Anforderungen stellen, etwa Biofeedback, Meditation und Autogenes Training. Die meisten Menschen, die regelmäßiges Entspannungstraining praktizieren, profitieren davon. Entspannungsverfahren sind sehr gut dazu geeignet, Stress abzubauen.

- Biofeedback-Training ist eine gute Methode, um bewusste Muskelentspannung zu erzielen bzw. um Muskelverspannungen zu lösen und Schmerzen zu lindern. Mit Sensoren auf der Haut über der Muskulatur, an den Fingern oder anderen Körperteilen werden Impulse aufgenommen und in hörbare oder sichtbare Rückmeldungen umgesetzt (Feedback). Biofeedback hat sich zur Behandlung von Migräne-Kopfschmerz, bei Durchblutungsstörungen der Hände, Schlafstörungen und anderen chronischen Erkrankungen bewährt.

- Meditation beeinflusst die Gehirnaktivität, die Muskelspannung, den Blutdruck und die Kreislauffunktion günstig. Meditationskurse werden von Volkshochschulen, Gesundheitsparks oder privaten Institutionen angeboten. FMS-Patienten, die an einem zehnwöchigen Meditationsprogramm einer Studie teilgenommen hatten, fühlten sich deutlich gebessert.
- Mit Autogenem Training (AT) und geleiteter Imagination („Fantasiereisen") lassen sich FMS-Beschwerden oft erstaunlich günstig beeinflussen.
- Die Tiefenmuskelentspannung nach Dr. Edmund Jacobson ist auch als Progressive Muskelrelaxation (PMR) bekannt. Die gezielte Aktivierung und Anspannung verschiedener Muskelpartien wirkt sehr gut entspannend.
- Der richtige Griff an den richtigen Stellen löst Verspannung und verringert psychischen Druck (Fußreflexzonenmassage). Finger oder Daumendruck auf Reflexzonen der Füße können das funktionelle Gleichgewicht stärken und Schlafprobleme bessern.

Multimodale Therapie

Aus medizinischer Sicht ist die multimodale Therapie der Königsweg für FMS-Patienten. Vor dem Hintergrund der unklaren Ursachen, zahlloser Beschwerden und der generell erhöhten Reizempfindlichkeit liegt es auf der Hand, dass die Kombinationswirkung vieler Therapiearten (multimodal) eine gewisse Erfolgschance hat. In den aktuellen FMS-Leitlinien wird die multimodale Therapie bei FMS stark empfohlen.

Die multimodale Schmerztherapie verlangt eine fachübergreifende Diagnostik durch mindestens zwei Fachärzte. Ein Psychiater, Psychosomatiker oder Psychologe müssen beteiligt sein. Die Anwendungsdauer beträgt mindestens 24 Therapiestunden.

Bei schweren chronischen Schmerzsyndromen können durchaus mehr als 100 Stunden erforderlich sein, davon ein Viertel Psychotherapie. Es wird die gleichzeitige Anwendung von mindestens drei der folgenden aktiven Therapieverfahren unter ärztlicher Begleitung verlangt: Psychotherapie (Patientenschulung, kognitive Verhaltenstherapie), spezielle Physiotherapie, Entspannungsverfahren, Ergotherapie, medizinische Trainingstherapie (Ausdauer,- Kraft-, Flexibilitätstraining), sensomotorisches Training, Arbeitsplatztraining, Kunst- oder Musiktherapie oder sonstige übende Therapien. In Studien erwies sich die multimodale Therapie als überwiegend hochwirksam. Vor allem Schmerz, Müdigkeit und die Lebensqualität werden positiv beeinflusst.

Welche Verfahren im Einzelfall zur Anwendung kommen, ist individuell unterschiedlich und von der Verfügbarkeit abhängig. Fast alle erwähnten Behandlungsformen können für die multimodale Therapie sinnvoll sein. Leider gibt es nur wenige ambulante Therapieangebote außerhalb von Rehakliniken (Kur). Die Kranken- oder Rentenkasse muss eine solche Therapie genehmigen. Der Hausarzt kann einen Antrag ausfüllen. Facharztatteste erhöhen die Erfolgschance. Dennoch werden häufig Reha-Anträge abgelehnt. Am besten man legt innerhalb von vier Wochen Widerspruch gegen den Ablehnungsbescheid ein. Der Widerspruch muss nicht begründet sein. Zusätzlich kann man sich bei Selbsthilfegruppen, der Rheuma-Liga und dem VdK Hilfe holen, damit die Reha im Widerspruchsverfahren genehmigt wird.

Ziele der multimodalen Therapie

- Entspannung (Autogenes Training, Meditation, Atem-, Psychotherapie)
- erholsamer Schlaf (Schlafhygiene)
- Verringerung von Angst und Nervosität (Massagen)
- Besserung von Verdauungsproblemen (Ernährungsumstellung)
- Verbesserung der Wärme-Kälte-Empfindung (Infrarot-/Kältekammer)
- Verbesserung der körperlichen Leistungsfähigkeit (Walking, Fahrradfahren)
- Kräftigung und Verbesserung der Beweglichkeit (Vibrationstraining, Aquajogging)

Chirurgische Therapie

Beschäftigt man sich heute mit dem Thema Schmerz und mit der Frage, wie man ihn am besten behandelt, kommt man kaum auf die Idee, die Chirurgie wäre die richtige Adresse. Vermutlich ist man überwiegend der Ansicht, dass es genügend Medikamente gibt, um so gut wie jeden Schmerz zu stillen. Wir wissen, dass dies weniger denn je zutrifft. Chronischer Schmerz bleibt weitgehend unberechenbar.

Die Chirurgie des Schmerzes

René Leriche (1879–1955) war einer der bedeutendsten Mediziner des 20. Jahrhunderts und beschrieb wegweisende, noch heute gültige Verfahren (z. B. Sympathikusblockade) zur Behandlung von Schmerzsyndromen (Trigeminusneuralgie, Phantomschmerz, posttraumatisches Syndrom u. a.). Er begründete zudem die Gefäßchirurgie. Darüber hinaus propagierte er eine physiologisch-biologische Chirurgie, die sich ihrer ethischen Verantwortung für die Erhaltung des Lebens bewusst ist. Er versuchte, die Chirurgie in eine lernfähige physiologische Wissenschaft zu verwandeln.

Leriches Werk *La Chirurgie de la Douleur,* 1949 (Chirurgie des Schmerzes, 1958) ist das bislang letzte umfassende Zeugnis der chirurgischen Schmerztherapie. Seither hat sich die Chirurgie mit der Schmerzfrage nicht mehr in dieser Ausführlichkeit befasst. Leriche war eine zutiefst human denkende Persönlichkeit:

„Selbst den Ärzten, die die Menschen doch leiden sehen, passiert es leicht, dass sie das Grauen des physischen Schmerzes verkennen. Sie lassen sich zu dem Glauben verleiten, dass man an ihm Gefallen finden könne, und betrachten gern Prädisponierte als Neuropathen. Das alles gibt es. Aber ich bin zu der Überzeugung gekommen, dass hier ein ungeheurer Irrtum der zeitgenössischen Medizin vorliegt. Ich bin davon überzeugt, dass beinahe immer jene, die leiden, wirklich so leiden, wie sie es sagen, und dass sie, indem sie ihrem Schmerz eine extreme Aufmerksamkeit widmen, mehr leiden, als man sich vorstellen könnte."

Viszerale Sensibilität

Die letzte umfassende Beschreibung der Schmerzchirurgie stammt von dem französischen Arzt René Leriche. Er schloss die Beteiligung normaler Schmerzimpulsleitung nicht aus, betonte aber immer die Existenz der viszeralen Sensibilität („Eingeweideschmerz") und die daraus abgeleiteten Chancen zur chirurgischen Therapie bislang unbehandelbarer Schmerzzustände mit fehlendem Organbefund: chronische Magen-Darm-, Nierenschmerzen und Schmerzsyndrome des weiblichen Beckens. Leriche überzeugte als Person mit außerordentlicher chirurgischer Erfahrung, genauer Beobachtungsgabe und dem Glauben daran, dass die Chirurgie nicht nur eine technische, sondern vor allem eine wissensorientierte lernende Erfahrung ist. Was den Schmerz betraf, stritt man damals über „möglicherweise existierende“ afferente schmerzleitende Nervenfasern und die ungeklärte Frage des „Eingeweideschmerzes“. Leriche glaubte nicht daran, dass im vegetativen Nervensystem (Sympathikus) keine direkte Weiterleitung von sensiblen Schmerzimpulsen möglich ist. Bereits in den Lazaretten des Ersten Weltkriegs hatte er schmerzchirurgische Eingriffe erprobt (1915), die auch die Frage der viszeralen Sensibilität berührten. Leriche war davon überzeugt, dass es eine spezifische sympathische Sensibilität gibt. Sein Credo lautete: „Sensibilität findet sich nicht isoliert in uns. Sie ist nicht bevorzugt auf die Haut beschränkt. Sie ist kein rein peripher sensorisches Phänomen. Sie existiert dort, wo Leben ist – Leben kann nicht ohne sie existieren.“

Auf der Grundlage der Beobachtungen, dass chirurgische Eingriffe am Sympathikus zu spektakulären Erfolgen bei unklaren Schmerzsyndromen (Kausalgie) und posttraumatischem Schmerz beitrugen, entwickelte Leriche das Konzept der Sympathikuschirurgie als „physiologische Chirurgie“. Dadurch werden Störwirkungen des vegetativen Nervensystems, die andernorts Schäden verursachen, ausgeschaltet.

Quadrantenschmerz: Chronische Schmerzen sind in einem oder mehreren Körperquadranten („Körperviertel“) vorhanden und können sich auf rechte/linke bzw. obere/untere Quadranten ausbreiten oder auch Quadranten durchwandern.

Quadranten(schmerz)-Intervention

Diese speziell für schwere chronische Schmerzsyndrome entwickelte Methode ist heute die einzige verfügbare chirurgische Therapie bei Fibromyalgie (FMS), die an die Tradition der Schmerzchirurgie anknüpft. Der Chirurg Johann A. Bauer, heute im schweizerischen Baar (Kanton Zug) beheimatet, benutzt diese sogenannte Quadranten(schmerz)-Intervention seit 20 Jahren zur Behandlung schwerster FMS-Fälle, die meist von der Schulmedizin aufgegeben wurden.

Bauer wurde jahrelang von der deutschen Ärzteschaft aufs Schärfste angefeindet und bekämpft, bislang ohne Erfolg. Letztendlich fand man keine überzeugenden Argumente oder Belege, die gegen die Anwendung der chirurgischen Schmerztherapie bei schwerem FMS sprechen. Die Hauptvorwürfe kommerzielles Interesse, fehlender Wirkungsnachweis und vermeintliche Risiken treffen gleichermaßen auf die Schulmedizin selbst zu (IgeL, „Schönheitschirurgie“, Lobbyismus, fragwürdige Studien). Zumindest hat sich die etablierte Schmerzmedizin mittlerweile im Ton gemäßigt. In den aktuellen FMS-Leitlinien wird die Quadranten (schmerz)-Intervention als nicht-empfohlene Therapie gelistet. Man mochte sich offenbar nicht so recht mit dem Therapiekonzept befassen, verweist auf mögliche Risiken und misstraut den vorliegenden Studiendaten.

Die Quadranten(schmerz)-Intervention bei Fibromyalgie fußt auf einer speziellen Diagnostik (Akupunkturpunkt-Diagnostik, Meridiankonzept) in Verbindung mit dem daraus abgeleiteten chirurgischen Eingriff, der chronischen Schmerz in Körperquadranten lindern kann. In manchen Fällen gelingt bei FMS-Patienten sogar eine fast komplette Schmerzbefreiung.

Man sollte dem schwer leidgeprüften FMS-Patienten die Entscheidung überlassen, ob er die chirurgische *ultima ratio* wählen möchte. Die Behandlungskosten werden gegenwärtig nicht von der gesetzlichen Krankenkasse übernommen.

Ein chirurgischer Eingriff ist immer eine Maßnahme, die gut überlegt sein will. Komplikationsrisiken sind niemals ganz auszuschließen (allgemeine und spezielle Operationsrisiken). Die Operation wird ambulant in der Praxis von Johann Bauer durchgeführt. Welche Ergebnisse sind zu erwarten? Bisherige Erfahrungen haben gezeigt, dass etwa zwei Drittel der operierten FMS-Patienten mit anhaltender Beschwerdefreiheit rechnen können. Die Behandlungskosten trägt der Patient.

- 1990 bis 2000 waren mehr als 1100 Schmerzpatienten untersucht worden. 627 Patienten hatten sich der Operation unterzogen, 401 Patienten wurden nachuntersucht. Über eine Besserung der Symptomatik (22 Prozent) oder Beschwerdefreiheit (66 Prozent) berichteten jeder fünfte Patient nach drei Monaten, jeder zweite nach sechs Monaten und ein Drittel der Patienten nach einem Jahr. Bei jedem zehnten Patienten blieb der Behandlungserfolg aus. In keinem Fall kam es zur Verschlechterung der Beschwerden. Etwa 90 Prozent der Patienten gaben an, dass sie von der Operation profitiert hätten.
- 2003 bis 2005 unterzogen sich 407 weibliche und 50 männliche FMS-Patienten einer Operation. Die Analyse der Therapieergebnisse 3/6/12 Monate (450/377/98 Patienten) nach dem Eingriff stellt sich so dar: Beschwerdefreiheit 18/40/61 Prozent, Besserung 60,6/47/35,7 Prozent, unveränderte Beschwerden 21,3/13,8/3 Prozent.

Wenn ein FMS-Patient jahre- oder jahrzehntelang an unerträglichen Beschwerden und Schmerzen gelitten hat und auch eine multimodale Therapie erfolglos geblieben ist, wird man sich möglicherweise für eine chirurgische Schmerztherapie entscheiden. Bislang gibt es keine stichhaltigen Argumente, die dagegensprechen. Man sollte dem schwer leidgeprüften FMS-Patienten die Entscheidung überlassen, ob er in einer aus seiner Perspektive aussichtslosen Situation nach reiflicher Überlegung die chirurgische *ultima ratio* wählen möchte. Das muss man respektieren.

Renate – chirurgische Schmerztherapie

Ich brauchte dringend Hilfe und hatte Schmerzen am ganzen Körper, am schlimmsten waren die Herz- und Brustschmerzen. Die unerträglichen Schmerzen an den unteren Extremitäten, den Beinen, Füßen und Fersen sowie in Hüften, Knie, großer Zehe und den Leisten waren manchmal so groß, dass ich mich nicht fortbewegen konnte. Meine Hände hatten keine Kraft mehr. Ich konnte nichts greifen, keine Schraubverschlüsse öffnen und meine beiden Daumen fühlten sich an, als würden sie mit Messern aus den Gelenken geschält – sehr, sehr schmerzhaft! Darüber hinaus litt ich an heftigen Kopf- und Ohrenschmerzen. Der ganze Körper war von Kopf bis Fuß ein einziger brennender, stechender Schmerz.

Ich wurde am linken Ellbogen operiert. Von da an ging es mehr und mehr bergauf: Meine Herzschmerzen waren wie weggeblasen, ebenso die Schmerzen in der Brust, mein Blähbauch und meine Darmbeschwerden verschwanden, die Leisten taten mir nicht mehr weh, der Kopfschmerz war weg, mein Sehvermögen hatte sich wieder völlig normalisiert, Nacken, Arme, Hände, Daumen waren wieder beweglich und nahezu schmerzfrei, die Reizblase kaum mehr vorhanden und ich konnte wieder fast ungestört schlafen. Chronische Müdigkeit und Abgeschlagenheit verflogen und ich gewann deutlich mehr Antrieb und Unternehmungslust für meine Lebensaktivitäten. Ich kann wieder richtig laufen! Ich bin jetzt fast 60 Jahre alt und die Krankheit Fibromyalgie hat mir die schönsten Jahre meines Lebens gestohlen. Aber das Wichtigste ist: Mein Mann kann mich wieder in die Arme nehmen.

Fast 20 Jahre lang habe ich qualvoll unter der Ignoranz, Inkompetenz oder Unwilligkeit zahlreicher Ärzte gelitten. Ich war am Ende, wollte nicht mehr leben und der letzte Schritt zum Sterben war nicht mehr weit.

Selbsthilfe-konzepte

Die wirksamsten Mittel zur Behandlung der unerklärlichen Schmerzkrankheit sind Eigeninitiative und Beharrlichkeit der Patienten selbst. Das betonen auch die Schmerztherapeuten. FMS-Patienten haben viele Möglichkeiten, aus dem Angebot an Information, Bewegung, Entspannung und Lebensstilveränderung das beste Konzept für sich zu finden. Mit der Hilfe und Unterstützung von Verbündeten erhöhen sich die Erfolgschancen, die Schmerzkrankheit zu bewältigen. Es wird keinen schnellen Sieg, aber zunehmend kleine Fortschritte in Richtung einer besseren Lebensqualität geben.

Auch wenn es optimistisch klingt, Sie haben mehr Möglichkeiten, Fibromyalgie zu überwinden, als Sie glauben. Experten sprechen hier vom „Selbstmanagement" oder von „Selbstwirksamkeit".

Auch die aktuellen FMS-Leitlinien lassen zwischen den Zeilen anklingen, dass man Ihnen (dem Schmerzpatienten selbst) am meisten zutraut, diesen beklagenswerten Zustand zu überwinden: „Unsere Recherchen haben gezeigt, dass die Patienten besonders von regelmäßigen Aktivitäten profitieren, die sie eigenständig im Sinne eines Selbstmanagements durchführen können."

Der Schmerzexperte Wolfgang Eich, Universität Heidelberg, empfiehlt schnelles Spazierengehen, Walking oder Fahrradfahren zwei- bis dreimal pro Woche kombiniert mit Entspannungsverfahren sowie Tai-Chi oder Yoga. Die Kombination von bewusster Bewegung und Entspannung kann neuesten Erkenntnissen zufolge das Wunder vollbringen. Das ist doch eine gute Nachricht.

Fragt man FMS-Patienten, was die besten und beliebtesten Therapien sind, stehen neben der Wärmebehandlung Bewegung (Spazierengehen) und Entspannung (Hinlegen und Ausruhen) ganz weit oben auf der Hitliste.

Ein weiterer wichtiger Punkt ist die bestmögliche Information. Gut informierte FMS-Patienten ersparen sich die Enttäuschungen frustrierender Arztbesuche und können besser beurteilen, was ihnen guttut. „Der klassischen Medizin fehlt die Zeit, auf die Lebensumstände des Patienten einzugehen", bemerkt ein Mediziner beiläufig.

Sie selbst kennen Ihre Schmerzen und Ihre Symptome am besten. Niemand sonst kann Ihre Situation wirklich nachempfinden. Es ist Ihr persönlicher Schmerz, Ihre persönliche Leidensgeschichte. Nur Sie selbst werden mit kleinen Schritten, von Etappensieg zu Etappensieg, den Weg zur Schmerzfreiheit finden. Stressabbau und die Neueinstellung des Sensoriums (Reizempfindlichkeit) gehören dazu.

Körper und Geist sind eine untrennbare Einheit. Deshalb können Sie die Schmerzkrankheit, die Körper und Geist befallen hat, auch über den Körper (mit Bewegung) und den Geist (mit Entspannung) günstig beeinflussen.

Davon ist auch Thomas Tölle, Leiter der Schmerzambulanz am Münchner Klinikum rechts der Isar und Präsident der Deutschen Schmerzgesellschaft, überzeugt: „Hoffnung, dass die Schmerztherapie etwas verbessert, gibt es zu jeder Zeit – auch für Menschen, die schon seit 20 oder 30 Jahren mit ihrem Schmerz leben."

Top Ten der FMS-Patienten

Die beste Therapie

1 Ganzkörper-Wärmetherapie
2 Thermalbäder
3 Fibromyalgieschulung
4 Hinlegen und Ausruhen
5 Lokale Wärmetherapie
6 Lymphdrainage
7 Funktionstraining
8 Bäder
9 Osteopathie
10 Tanztherapie

Die beliebteste Therapie

1 Spazierengehen
2 Ablenkung
3 Hinlegen und Ausruhen
4 Lokale Wärmetherapie
5 Entspannungsübungen
6 Muskeldehnung (Stretching)
7 Analgetika (nichtsteroidale Antirheumatika)
8 Ganzkörper-Wärmetherapie
9 Muskelkräftigung
10 Funktionstraining

Elke – eine Kämpfernatur

Mit der Mitteilung, Fibromyalgie sei unheilbar, wollte ich mich nicht abfinden. Ich versuchte alles Mögliche, um gegen meine Krankheit anzukämpfen: Magnetfeldtherapie, Edelsteintherapie, Yoga, selbst Besuche bei einem Geistheiler. Doch bis auf Shiatsu, das eine Linderung meiner Beschwerden brachte, half nichts.

Bewegung

Körperliche Aktivität ist derzeit die Nummer eins der Therapieempfehlungen. Man sollte erwähnen, dass Bewegungsmangel ein wichtiger Risikofaktor für Rückenschmerz, Stoffwechselerkrankungen (Diabetes mellitus), Bluthochdruck und Übergewicht ist. Regelmäßiges Training verbessert die Belastbarkeit, wirkt schmerzlindernd, schlafverbessernd, angstlösend, stimmungsaufhellend, verbessert Gedächtnis und Konzentration, das Allgemeinbefinden und die Lebensqualität. Mit einem Wort: Körper und Geist profitieren enorm. Konditionstraining, Yoga und Tai-Chi sind die klaren Favoriten.

Wenn chronische Schmerzen dadurch entstehen, dass das Gehirn gelernt hat, Bewegung mit Angst gleichzusetzen, kann man versuchen, das Schmerzgedächtnis an dieser Stelle zu verändern. Dies bewirkt ein verhaltenstherapeutisches Trainingsprogramm: Zunächst trainiert man mit Bewegungs- und Trainingsreizen geringer Intensität. Mit zunehmender Trainingsdauer wird die Belastung erhöht. Der Patient lernt, dass Bewegung und Belastung keine Schmerzen verursachen.

Körpertraining aktiviert Glücksgefühle und verschafft Lustgewinn. Das Gehirn wird das Training mit positiven Stimmungen in Verbindung bringen. Vermeiden Sie Überforderung und Anspruchsdenken, damit Ihnen nicht die Lust vergeht. Sie folgen konsequent Ihrem Trainingsweg, weil es Ihnen einfach guttut. In Gesellschaft von Gleichgesinnten macht das Training noch mehr Spaß. Anschließend belohnen Sie sich mit einem Saunabesuch.

Krafttraining

Krafttraining ist nicht nur etwas für Bodybuilder, Sportler oder Fitnessenthusiasten. Wenn man es nicht übertreibt, kann Krafttraining in einem Fitnessstudio durchaus empfehlenswert sein. Für Sie zählen hier nicht Höchstleistungen, sondern möglichst viele Wiederholungen an Geräten mit geringer Gewichtsbelastung. Krafttraining ist die einfachste und wirksamste Möglichkeit, bestimmte Muskelgruppen und Gelenke zu trainieren. Bei Rückenschmerz hilft beispielsweise ein Krafttraining für die Bauch-, Rückenmuskulatur, Muskelgruppen des Oberkörpers und der Hüfte. Muskelkräftigung verbessert auch die Belastbarkeit von Sehnen, Bändern und Knorpelsubstanz.

Krafttraining schafft Leistungsreserven. Sie können dann Ihr Arbeitspensum mit nur einem Bruchteil der verfügbaren Kraft bewältigen, was den Bewegungsapparat und das Herz- Kreislauf-System schont. Mehr Muskelmasse bedeutet mehr Nervenaktivität: Beim Krafttraining werden Luststoffe (Endorphine) freigesetzt, die gute Laune machen und wie körpereigene Schmerzmittel wirken. Gerade im höheren Lebensalter hat Krafttraining unschätzbare Vorteile für die Gesundheit und Vitalität. Es beeinflusst nicht nur die Muskelfunktion günstig, sondern schützt auch den Bewegungsapparat. Training aktiviert den Knochenstoffwechsel, ein guter Schutz vor Osteoporose („Knochenschwund") oder Arthrose.

Konditionstraining

Ausdauertraining ist eines der besten Mittel, um das Herz-Kreislauf-System und den Stoffwechsel in Schwung zu bringen. Spazierengehen, Radfahren, Walking,

Tanzen, Schwimmen oder Aquajogging sind empfehlenswerte Trainingsarten. Machen Sie körperliche Aktivität zu einem festen Bestandteil Ihres Lebens: zwei- bis dreimal pro Woche mindestens 30 Minuten.

- Ausdauertraining kräftigt das Herz und macht es leistungsfähiger. So gelangt mehr Sauerstoff in den Kreislauf. Ein niedriger Ruhepuls verweist auf das ökonomische Energiemanagement des trainierten Herzens. Ausdauertraining verbessert die Kondition in allen Bereichen. Man wird nicht so schnell müde und fühlt sich fitter. Es senkt den Blutdruck und verringert das Risiko für Herzinfarkt oder Schlaganfall.
- Ausdauertraining aktiviert den Stoffwechsel und kann die Cholesterinwerte günstig beeinflussen, da unter Belastung Kohlenhydrate und Fett als Brennstoff genutzt werden. Auch das Immunsystem profitiert. Sie sind für Erkältungen weniger anfällig. Regelmäßige Bewegung verbessert die Nährstoffversorgung im Knorpel und in den Bandscheiben. Knorpel braucht abwechselnde Druckbelastungen, um gesund zu bleiben. Wenn Sie abnehmen wollen, trainieren Sie konsequent: Sie müssen mehr Energie verbrauchen, als Sie zuführen, um Ihr Idealgewicht zu halten.
- Ausdauertraining macht glücklich! Auch die Psyche profitiert vom Ausdauertraining: Der Serotoninspiegel im Blut steigt, ebenso die Stimmung. Ausdauertraining schützt vor Stressbelastungen, da die Stresshormonspiegel (Adrenalin, Cortisol) im Blut sinken. Auch Ängstlichkeit lässt sich durch Ausdauertraining erfolgreich bekämpfen. Bessere Kondition führt zum stärkeren Selbstbewusstsein, schärft das Denkvermögen und das Gedächtnis.

Ausdauertraining

Trainieren Sie regelmäßig. Trainieren Sie langsam. Erhöhen Sie die Belastung schrittweise. Nehmen Sie ausreichend Flüssigkeit auf, bevorzugt Wasser. Beachten Sie Ihre Pulsfrequenz:

Lebensalter (Jahre)	Pulsfrequenz (Schläge pro Minute)	
	Untergrenze (minimal)	Obergrenze (maximal)
20	140	170
25	137	166
30	133	162
35	130	157

40	126	153
45	123	149
50	119	145
55	116	140
60	112	136
65	109	132
70	105	128
75	102	123
▪ Geringe Trainingsintensität: 50–75 Prozent der maximalen Pulsfrequenz ▪ Mäßige Trainingsintensität: 70–85 Prozent der maximalen Pulsfrequenz ▪ Hohe Trainingsintensität: 85–100 Prozent der maximalen Pulsfrequenz		

Dehnen (Stretching)

Dehnen der Muskulatur soll Verspannungen beseitigen und die muskuläre Elastizität verbessern. Aktuelle Studien sagen genauer, was man vom Dehnen erwarten kann:

- Dehnen verbessert die Elastizität der Muskulatur. Eine durchschnittliche Dehnfähigkeit ist für Nicht-Sportler ausreichend.
- Dehnen beseitigt nicht Muskelverkürzungen, beugt nicht Verletzungen vor, gleicht muskuläre Dysbalancen nicht aus, beugt nicht Muskelkater vor und beschleunigt nicht die Regeneration nach dem Training.

Wenn Sie durch dynamisches Dehnen die Elastizität Ihrer Muskulatur verbessern wollen, sollten Sie dafür eine eigene kleine Trainingseinheit einplanen und Dehnübungen nicht an den Anfang oder das Ende einer anderen Trainingseinheit setzen. Wenn Sie Ihre Dehnfähigkeit verbessern wollen, sollten Sie etwa zwei- bis viermal pro Woche dehnen. Wenn Sie sie erhalten wollen, reicht einmal pro Woche. Wärmen Sie Ihre Muskulatur vor Dehnübungen etwa fünf Minuten auf.

Yoga

(Der) Yoga ist eine philosophische Lehre, die in Indien entstand und unter anderem Haltungsübungen, Atemtechniken, Konzentrationshaltungen und Meditation umfasst. Yoga kann auf eine lange Erfolgsgeschichte zurückblicken. Heute ist Yoga weltweit etabliert und zum Volkssport geworden. Es ist schon fast zwingend, dass Fitnessstudios Yoga im Programm haben. Es gibt Yogaschulen unterschiedlichster Richtungen, von Power-Yoga bis Blitz-Yoga ist alles zu haben. Auch die Medizin hat Yoga entdeckt und weist auf gesundheitsfördernde Wirkungen hin. Viele Krankenkassen übernehmen die Kosten eines Yogakurses. Aber Yoga ist mehr als ein Fitnessprogramm, mehr als eine Methode zum Stressabbau, zur Schmerzlinderung oder zur Bewältigung von Lebenskrisen.

Yoga war ursprünglich eine spirituelle Wegbeschreibung. Man beabsichtigt durch Einhaltung bestimmter Vorgaben zur Lebensführung und durch Übung die Balance von Körper und Seele, sogar die höchste Erkenntnis allen Seins, kosmisches Bewusstsein zu erreichen. Wer sich für Yoga entscheidet, entscheidet sich für einen ganzheitlichen Lebensstil. Ein Weg, der sich lohnt.

„Yoga ist die Weisheit im Handeln ... Yoga ist die Bezwingung des eigenwilligen ungestümen Geistes ... Yoga ist Einssein mit dem Selbst.“
Vyasa, 500 vor Chr.

Wer sich heute für Yoga interessiert, denkt in erster Linie an seine Gesundheit, mehr Fitness und ausgleichende Wirkungen auf die Psyche. Im Westen wird Yoga häufig in Unterrichtseinheiten vermittelt. Solche Einheiten kombinieren Körperhaltungen, Tiefenentspannung, Atem- und Meditationsübungen. Durch Training der Yogapositionen verbessert sich das Zusammenspiel aller Körperfunktionen. Zielvorstellung ist die nachhaltige Steigerung der Vitalität verbunden mit mehr Gelassenheit.

Yoga der Moderne

Seit Mitte des 20. Jahrhunderts wird der körperbezogene Yoga bevorzugt (z. B. Hatha-Yoga). Eine Entwicklung, die bereits im 15. Jahrhundert in Indien begann. Der Yogaweg der Moderne ist nicht mehr an bestimmte Schulen gebunden. Die Praxis des Yoga steht im Vordergrund. Manche modernen Yogasysteme betonen meditative, andere körperbezogene Aspekte.

In Deutschland bieten Volkshochschulen und andere Institutionen Yogakurse an. Der dort gelehrte Yoga ist von religiösen und weltanschaulichen Auffassungen bestimmter Yogaschulen oder Organisationen unabhängig. In der Regel leiten ausgebildete YogalehrerInnen die Kurse. Die meisten gesetzlichen Krankenkassen unterstützen einen Yogakurs pro Jahr, wenn der Unterrichtende die Rahmenrichtlinien erfüllt und über eine geeignete Ausbildung verfügt (Arzt, Heilpraktiker, Physiotherapeut u. a.).

- Hatha-Yoga ist die am häufigsten praktizierte Form des Yoga. Sie zielt vor allem auf die Balance von Körper und Geist ab: durch Übung von Körperhaltungen (Asana), Atemübungen (Pranayama) und Meditation (Dhyana). Das Sanskritwort *Hatha* bedeutet „Kraft, Hartnäckigkeit, Zurückhaltung", ein Hinweis auf zu erwartende Anstrengung.
- Grundsätzlich führt Yoga zu Gesundheitswirkungen. Sowohl der Körper als auch die Psyche profitieren. Yoga kann zur Besserung von Beschwerden beitragen, etwa bei Herz-Kreislauf-Erkrankungen, Schlafstörungen, nervösen Beschwerden und chronischen Schmerzen. Durch Yogapositionen werden Kraft, Flexibilität, Balance und Muskelkraft trainiert. Beispielsweise kommt es durch Aktivierung von Muskeln und Sehnen zur besseren Durchblutung. Das kräftigt die Rückenmuskulatur, was wiederum die Körperhaltung stabilisiert. Yoga hat eine beruhigende, ausgleichende und stressmindernde Wirkung. Yoga ist ein persönlicher ganzheitlicher Weg zu mehr Lebensfreude und Gelassenheit. Sehr empfehlenswert.

Yoga-Übungsprogramm

- Asana: Yogapositionen in Rückenlage, im Sitzen, in Bauchlage und im Stehen.
- Pranayama: Atemübungen (Beispiele: „Wechselatmung", „Schnellatmung", „Kühlatmung"), die nur mit Anleitung eines Lehrers praktiziert werden.
- Dhyana: Yogapositionen, die für die Meditation besonders empfehlenswert sind.
- Mudra: Konzentrationshaltungen, die allein oder in Verbindung mit Yogapositionen ausgeführt werden.
- Bandha: Konzentrationshaltungen, die zur Aktivierung feinstofflicher Energie empfohlen werden.
- Sonnengruß: eine bekannte Abfolge von zwölf Yogapositionen, die dynamisch mit im Atem fließenden Bewegungen ausgeführt wird.

Tai-Chi

Tai-Chi (Taijiquan) wird auch chinesisches Schattenboxen genannt. Ursprünglich handelt es sich um eine im Kaiserreich China entwickelte „innere Kampfkunst". Millionen Menschen weltweit praktizieren diese Bewegungslehre. Sie wirkt gesundheitsfördernd und wird auch zur Persönlichkeitsentwicklung und Meditation benutzt.

In Deutschland gibt es zahlreiche Verbände, Schulen, Vereine und Einzellehrer, die in unterschiedlichen Stilen unterrichten. Die Ausbildungsrichtlinien des Dachverbandes (DDQT) sind in die Leitlinien der Krankenkassen eingeflossen. Häufig übernehmen gesetzliche Krankenkassen zumindest teilweise die Kosten. Studien zeigen, dass regelmäßiges Tai-Chi-Training für Körper und Psyche gleichermaßen vorteilhaft ist: für Herz und Kreislauf, das Immunsystem, das Schmerzempfinden, das Gleichgewicht, die Körperkontrolle, Beweglichkeit, Koordinationsvermögen und Kraft.

Hauptprinzip von Tai-Chi ist Geschmeidigkeit: Der Übende soll sich natürlich, entspannt, locker und fließend bewegen. Tai-Chi kennt keine Kraft-, Schnelligkeits- oder Abhärtungsübungen wie andere Kampfsportarten. Das Bewusstsein für Körperspannung, Atmung und aufmerksame Konzentration soll geschärft werden.

Durch Tai-Chi „soll das Qi fließen können", wenn Muskeln und Gelenke möglichst entspannt sind und die Bewegungen locker und fließend ausgeführt werden. Die meisten in Deutschland praktizierten Tai-Chi-Stile sind Varianten der offiziellen Formen oder Abkömmlinge des Chen-, Yang- oder Wu-Familienstils.

10 Grundregeln des Tai-Chi

1 Kopf entspannt aufgerichtet
2 Brust zurück und Rücken gerade gehalten
3 Rücken/Taille gelockert
4 Gewicht richtig verteilen (Leere und Fülle erkennen)
5 Schultern und Ellbogen hängen lassen
6 Absicht und Intention (Yi), nicht Muskelkraft (Lì)
7 Koordination von oben und unten
8 Harmonie von innen und außen
9 ununterbrochener Fluss der Bewegung
10 Ruhe in der Bewegung

Entspannung

Erholung und Stress gehören zusammen. Der gesunde Körper braucht beides. Die Balance von Stress und Erholung ist ein Gesundheitsfaktor. Unbewältigte psychische, körperliche, soziale, familiäre, finanzielle oder andere Belastungen können krank machen. Allerdings empfindet jeder Mensch anders: Was für den einen eine Herausforderung ist, ist für andere unerträglicher Stress.

Stressabbau und Entspannung gehen Hand in Hand. FMS-Patienten können ihr persönliches Entspannungsprogramm jederzeit selbst in die Hand nehmen, um Schmerzen und Beschwerden zu lindern. Entspannung lässt sich trainieren! Auch wenn Sie es vielleicht nicht glauben, mit einfachen Entspannungsverfahren kann man mehr erreichen, als Sie denken.

Lassen Sie sich in die Anwendung der Muskelentspannung, des Autogenen Trainings oder die Fußreflexzonenmassage einweisen und profitieren Sie von positiven Ergebnissen. Die genannten Methoden können Sie jederzeit und überall selbst zum eigenen Vorteil einsetzen.

Wege zur Entspannung

- Belastung verringern: körperlich, psychisch, sozial, zeitlich
- Erwartungen und Bewertungen verändern: neue Prioritäten setzen
- Stressreaktionen reduzieren: Erholungsphasen einbauen
- Entspannungsverfahren: Atemtherapie, Autogenes Training, Progressive Muskelrelaxation nach Jacobson, Reflexzonenmassage, Wasser- und Wärmekuren, Yoga

Atementspannung

Tief Luft holen und erstmal durchatmen, wenn es richtig stressig wird! Es wirkt sehr beruhigend, wenn man der Atmungsbewegung nachspürt. Entspannende Wirkungen erreichen Sie, wenn Sie ganz bewusst tief einatmen. An der vertieften Atmung sind die Muskulatur des Zwerchfells sowie äußere und innere Bauchmuskeln beteiligt. Trainiert man diese Muskeln, kann durch Atemkontrolle Ausgeglichenheit im ganzen Körper erreicht werden. In Stresssituationen halten Sie den

Atem etwas länger an. Anschließend folgt die langsame Ausatmung. Warten Sie, bis Ihre Atmung gleichmäßig fließt und Sie Ihre Situation wieder richtig einschätzen können.

Atemübung

Sie liegen auf dem Rücken, eine Hand auf dem Bauch. Sie konzentrieren sich auf die Ein- und Ausatmung. Wenn sich bei der Einatmung zuerst der Bauch und dann die Brust hebt, atmen Sie vertieft.
Konzentrieren Sie sich ausschließlich darauf, wie die Luft über den Mund ein- und wieder ausströmt. Denken Sie an nichts anderes. Diese einfache Übung vertiefter Atmung wirkt sehr rasch beruhigend und entspannend und eignet sich gut als „Erste Hilfe" in stressigen Situationen. Fühlen Sie Ihren Puls während der Atemübung:

Atemphase	1	2	3
Einatmen	4 Pulsschläge	4 Pulsschläge	8 Pulsschläge
Pause	2 Pulsschläge	2 Pulsschläge	4 Pulsschläge
Ausatmen	4 Pulsschläge	8 Pulsschläge	4 Pulsschläge
Pause	2 Pulsschläge	4 Pulsschläge	2 Pulsschläge

Muskelentspannung

Die Tiefenmuskelentspannung nach dem amerikanischen Arzt und Physiologen Dr. Edmund Jacobson (1888–1983) ist als Progressive Muskelrelaxation (PMR) bekannt. Durch gezielte Anspannung verschiedener Muskelpartien wird ein wohltuender Entspannungszustand erreicht. Der Wechsel zwischen Konzentration, Spannung und Entspannung verbessert auch die Körperwahrnehmung. Mit zunehmender Übung lernt man mit seinen Muskeln bewusst zu arbeiten. Ist ein verspannter Muskel erst einmal gelockert, bessern sich häufig auch Unruhezustände.

Die PMR kann den Heilungsverlauf bei Herz-Kreislauf-Erkrankungen günstig beeinflussen, die Abwehrkräfte stärken und bei nervösen Magen-Darm-Beschwerden helfen.

FMS-Patienten sind häufig kälteempfindlich. Nach den Übungen spürt man wohlige Wärme im ganzen Körper. Auch bei Einschlafproblemen hilft PMR. In der Psychotherapie wird das Verfahren zum Abbau von Ängsten benutzt. Es eignet sich gut dazu, „systematisch zu desensibilisieren", was gerade bei FMS vorteilhaft ist. Die Behandlung wird so lange fortgesetzt, bis man sich weitgehend angstfrei und sicher fühlt.

Ein Erfolgsgeheimnis der PMR ist die einfache Anwendung. Die Entspannungsübungen können überall durchgeführt werden – zu Hause, unterwegs oder am Arbeitsplatz. Wichtig ist die bewusste Anspannung einer bestimmten Muskelgruppe (10 s) mit nachfolgend verlängerter Entspannungsphase (30 Sekunde). Genießen Sie die Lockerung, die Wärme und Entspannung. Dann folgt die nächste Muskelgruppe. Achten Sie auf alle Empfindungen. Dies verlangt ein gewisses Maß an Konzentration. Mit einiger Übung werden Sie das gute Gefühl des Loslassens und der Leichtigkeit genießen.

Mit beruhigenden und angenehmen Vorstellungen kann man die Entspannung noch vertiefen. Die Kombination von PMR und Imagination ist sehr effektiv: rotgoldene Abendsonne, Meer, schattenspendende Palmen, eine sanfte Brise streichelt Ihr Haar – optimal entspannend.

Muskelgruppen für Progressive Muskelrelaxation

- Rechte Körperhälfte: Hand, Unterarm, Oberarm, Oberschenkel, Unterschenkel, Fuß
- Linke Körperhälfte: Hand, Unterarm, Oberarm, Oberschenkel, Unterschenkel, Fuß
- Kopf: Stirn, Wangenpartie, Nase, Kiefer
- Hals und Nacken
- Rücken und Schultern
- Brust und Bauch

Autogenes Training

Das Autogene Training (AT) ist eine auf Autosuggestion (Selbsthypnose) beruhende Entspannungsmethode. Der Berliner Psychiater Johannes Heinrich Schultz (1884–1970) entwickelte diese Methode aus der Hypnose und stellte sie erstmals 1926 vor. Das AT ist heute weltweit als psychotherapeutisches Verfahren anerkannt. Autogenes Training ist unabhängig vom kulturellen Umfeld und von der Weltanschauung.

Im AT erreicht man den Zustand der konzentrativen Selbstentspannung durch regelmäßige Konzentrationsübungen in Entspannungshaltung (Liegen oder Sitzen). Die Grundstufe umfasst Übungen zur Muskel- und Gefäßentspannung sowie Organübungen, die Herz und Atmung betreffen. Im Übungsverlauf kommt es zur beruhigend wirkenden „vegetativen Umschaltung", die sich von den Gliedmaßen ausgehend über den ganzen Körper ausbreitet (Generalisierung). Dies ist gerade bei FMS ein erwünschter Übungseffekt.

Im Zustand entspannter Wachheit erleben AT-Übende in der Grundstufe Schwere, Wärme, Atem- und Herzrhythmus, Bauchwärme und Stirnkühle. Von entscheidender Bedeutung ist, dass die Erlebnisse autogen bleiben, also ohne Fremdbestimmung (wie bei Hypnose) ausschließlich autosuggestiv erzeugt und durch Rücknahme wieder beendet werden. Eine Übung dauert anfangs etwa drei Minuten. Regelmäßiges Training zwei- bis dreimal täglich wird empfohlen. AT kann überall und jederzeit zur Selbstentspannung angewendet werden.

- Die Grundstufe ist die am häufigsten praktizierte Form des AT.
- In der Mittelstufe werden Vorsatzformeln eingebaut, beispielsweise „Schmerzen egal!", „Ich bin ruhig und gelassen" oder „Ich schaffe das!".
- Die Oberstufe ist psychoanalytisch konzipiert und wird in unterschiedlicher Form meist in der Psychotherapie benutzt. Oberstufenthemen sind passive und aktive Innenschau, Bild- und Begriffsimagination, positive Gedanken- und Situationsarbeit sowie Fantasiereisen.

Die Formeln des Autogenen Trainings kann man im Selbststudium erlernen. Die Trainingspraxis sollte man sich aber in einem Kurs unter fachkundiger Leitung eines Arztes, Psychologen oder Psychotherapeuten innerhalb von sechs bis acht Wochen aneignen. Wer die Umschaltung in die konzentrative Selbstentspannung lernen will, muss mit einer Trainingszeit von drei bis sechs Monaten rechnen.

AT ist eine der einfachsten und wirksamsten Entspannungsmethoden. Sie lässt sich in der Regel gut in den Tagesablauf des Berufslebens und zu Hause integrieren. AT ermöglicht Stressbewältigung durch nachhaltige Entspannung, verhilft zu mehr Gelassenheit, fördert das Wohlbefinden und das Konzentrationsvermögen. Darüber hinaus hat sich AT auch als nützliches Mittel erwiesen, um Beschwerden verschiedener Krankheitszustände zu lindern, auch FMS-Beschwerden.

AT kann sowohl wirksame Lebenshilfe sein als auch unterstützend zur Psychotherapie oder medizinischen Behandlung eingesetzt werden. Wer regelmäßig autogen trainiert, schützt sich langfristig vor schädlichen Stressreaktionen, verbessert sein Wohlbefinden, kann mit Angst besser umgehen und entwickelt ein positives Selbstbild. Gesundheitsschädliche Gewohnheiten (z. B. Rauchen) lassen sich verändern, Funktionstörungen und psychosomatische Beschwerden günstig beeinflussen. Bei chronischen Schmerzen hat man gute Erfolgschancen und benutzt etwa folgende Formel: „Schmerz gleichgültig – ich bin vollkommen ruhig." Mit der passenden Vorsatzformel können Sie dazu beitragen, Ihr Schmerzproblem autosuggestiv in Schach zu halten.

AT ist kein eigenständiges Heilverfahren, hat sich aber als Begleittherapie zahlreicher Krankheitszustände und Beschwerdebilder bewährt. Bei allergischen Erkrankungen wie Heuschnupfen, bei Gefäßerkrankungen, chronischen Schmerzzuständen wie FMS sowie Stimmungs- und Schlafstörungen hat AT deutlich positive Effekte. In jedem Fall ist AT dann zu empfehlen, wenn stressbedingte und durch psychische Belastung verursachte Beschwerden vorliegen.

Da AT nachweislich zur Muskel- und Gefäßentspannung führt, kann es für viele Patienten eine wirksame schmerzlindernde Maßnahme sein. Insbesondere bei Rückenschmerz, rheumatischen Gelenkerkrankungen, bei Kopfschmerz und Migräne hat sich Autogenes Training bewährt. Regelmäßiges Entspannungstraining ist für viele Patienten eine große Hilfe zur Bewältigung ihrer Erkrankung.

Ablauf der AT-Grundstufe

Autogenes Training ist eine Entspannungsmethode, deren Ablauf selbstständig vom Übenden gestaltet wird. Wie oft eine Übung wiederholt wird und in welcher Reihenfolge die Übungen durchgeführt werden, bestimmt der Übende selbst nach dem Motto: „solange es angenehm ist." Wer zwei- bis dreimal täglich zehn

Minuten übt, beherrscht nach sechs bis sieben Wochen die Umschaltung in die konzentrative Selbstversenkung. Je länger der Übungszeitraum, desto intensiver ist das Entspannungserlebnis.

Ruhetönung	Ich bin ganz ruhig. (zwei- bis viermal)
Schwereübung	Mein rechter (linker) Arm ist schwer. (zweimal) Ich bin ganz ruhig. Meine Arme und Beine sind ganz schwer. (zweimal) Ich bin ganz ruhig.
Wärmeübung	Mein rechter (linker) Arm ist warm. (zweimal) Ich bin ganz ruhig. Meine Arme und Beine sind warm. (zweimal) Ich bin ganz ruhig.
Atemübung	Es atmet mich. (zweimal) Ich bin ganz ruhig.
Herzübung	Mein Herz schlägt ruhig und regelmäßig. (zweimal) Ich bin ganz ruhig.
Sonnengeflechtsübung	Sonnengeflecht strömend warm. (zweimal) Ich bin ganz ruhig.
Stirnkühleübung	Stirn angenehm kühl. (zweimal) Ich bin ganz ruhig.
Wiederholung	Meine Arme und Beine sind entspannt und angenehm warm. (zweimal) Meine Atmung und mein Herz sind ganz ruhig und gleichmäßig. (zweimal) Sonnengeflecht strömend warm. (zweimal) Stirn angenehm kühl. (zweimal) Mein ganzer Körper ist entspannt und angenehm warm. Ich bin vollkommen ruhig.
Rücknahme	Arme fest! – Tief atmen! – Augen auf!

Fußreflexzonenmassage

Die Reflexzonentherapie ist ein ganzheitliches Verfahren. Reflexzonenmassage wird zudem als Entspannungsangebot im Bereich Wellness geschätzt, eignet sich zur Gesundheitsvorsorge und als klinische Begleitmaßnahme zur Verbesserung der Lebensqualität chronisch kranker Patienten. Die heute bekannte Zonentherapie wurde erstmals 1918 von William H. Fitzgerald (1872–1942) beschrieben.

Als Reflexzonen gelten Hautregionen, die Verbindung zu Organsystemen und Körperfunktionen haben – quasi den ganzen Menschen im Miniformat darstellen. Solche Regionen werden für bestimmte Körperteile angegeben (Hände, Füße, Ohr). Am Fuß unterscheidet man Längs- und Querzonen.

Wie das Reflexphänomen genau funktioniert, ist unklar. Eine Hypothese besagt, dass der Fuß ein komplexes Wahrnehmungsorgan ist und Verbindung zu allen lebenswichtigen Organsysteme hat. Barfußgeher kennen sich damit aus. Bekannt ist auch, dass durch Reflexzonenmassage verstärkt schmerzlindernde Stoffe (Endorphine) freigesetzt werden. Hautnerven werden stimuliert und beeinflussen Organe reflektorisch (Haut-Organ-Reflex). Die Vorteile der Reflexzonenmassage liegen auf der Hand: Ein Verfahren, das jeder Mensch überall und jederzeit anwenden kann – im Normalfall, um sich zu entspannen, im besten Fall zur Linderung von Beschwerden und ohne Nebenwirkungen und Kosten.

Zu den empfehlenswerten Anwendungsgebieten gehören etwa die koronare Herzkrankheit, Bluthochdruck, Nieren- und Blasensteinleiden oder Gelenkerkrankungen. In zahlreichen Kliniken werden Patienten mit der Reflexzonentherapie behandelt und zur Selbstbehandlung motiviert. Positive Effekte sind vor allem die deutlich gebesserte Lebensqualität sowie die Einsparung von Arznei- und Schmerzmitteln. Beispielsweise erwies sich die Reflexzonenmassage bei Schlafstörungen, Müdigkeit und Übelkeit/Erbrechen, zum Stressabbau und bei depressiver Verstimmung als gut wirksam.

Die Fußreflexzonenbehandlung durch einen Therapeuten oder den Partner kann eine knappe Stunde dauern. Wenn Sie selbst Hand anlegen, reichen in der Regel 20 bis 30 Minuten aus. Am besten, Sie finden für die Selbstbehandlung mit etwas Übung Ihre bevorzugte Vorgehensweise und Anwendungsdauer. Mit etwas Übung können Sie typische FMS-Beschwerden wir Reizblase, Reizdarm, Kopfschmerz, Rückenprobleme und Schlafstörungen nachhaltig günstig beeinflussen.

Vorteil Reflexzonenmassage

- ganzheitliche Behandlung
- Gesundheitsvorsorge
- Entspannung und Stressabbau
- Wirksamkeit bei vielen Beschwerden
- Schmerzlinderung
- Wohltat für müde Füße
- Training der Feinmotorik der Hände
- Liebesdienst und Zuwendung
- immer und überall verfügbar
- Selbsthilfe

Shiatsu

Die japanische Energiemassage heißt Shiatsu *(shi* = Finger, *atsu* = Druck). Diese physikalische Therapie arbeitet mit Druckmassage. Über die entspannende Wirkung hinaus wird Shiatsu vor allem als therapeutische Heilmassage eingesetzt. Der Behandelnde achtet auf Energiebahnen (Meridiane), Akupunkturpunkte *(Tsubos),* Yin und Yang sowie die feinstoffliche Lebensenergie *(Ki).* Im Unterschied zu Akupunktur und Akupressur werden im Shiatsu nicht nur einzelne Punkte stimuliert. Man behandelt entlang der verbindenden Meridiane. Der Shiatsu-Masseur berücksichtigt auch die aktuelle Befindlichkeit seines Klienten und bezieht sie in seine Behandlung mit ein.

Shiatsu ist leicht zu erlernen. Man braucht nur einen gut belüfteten Raum, lockere Kleidung, eine Unterlage (Teppichboden, Matte), Zeit, gegenseitige Aufmerksamkeit und Sensibilität. Behandelt wird mit den Fingern, Knöcheln, Handballen, Handflächen, Ellbogen, Unterarmen und Knien. Geknetet und gedrückt wird grundsätzlich nur, wenn der Körper warm ist. Mit den Handflächen führt man harmonisch fließende, kreisende, reibende oder greifende Bewegungen durch.

Shiatsu-Massagebehandlung im Wasser nutzt den Auftrieb im warmen Wasser und trägt zur tieferen Entspannung bei. Hier können Sie sich der wohltuenden Wirkung von Shiatsu im ganzen Körper hingeben.

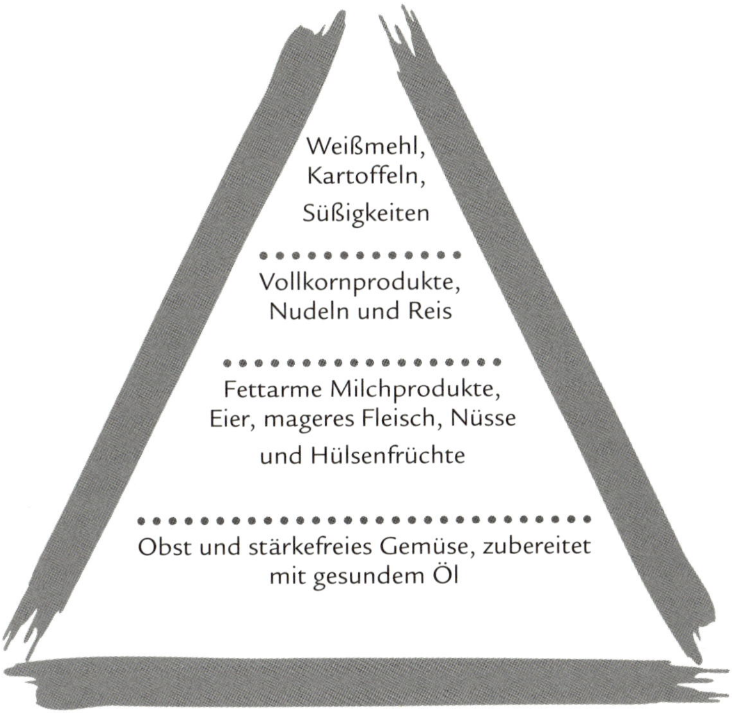

Ernährung

Das optimale Nahrungsangebot enthält jeweils einen Drittelanteil Obst und Gemüse, hochwertiges Eiweiß und Kohlenhydrate. Die Basis jeder gesunden Ernährung sind Obst und Gemüse.

Dass Lebensmittel auch Heilmittel sein können, behauptete bereits die antike Medizin. Heute wissen wir genauer, welche gesunden Kräfte in unseren Lebensmitteln stecken. Vor allem pflanzliche Nahrung enthält nicht nur energiereiche Nährstoffe, sondern auch wirksame Schutzstoffe. Mit solchen Stoffen schützt sich die Pflanze vor Fressfeinden und der Mensch profitiert von Gesundheitswirkungen.

Zu den wertvollsten sekundären Pflanzenstoffen gehören Carotinoide (z. B. Möhren, Tomaten), Flavonoide (z. B. Äpfel, Erdbeeren), Terpene (z. B. Anis, Kümmel), Phytosterine (z. B. Aubergine), Enzymhemmer (z. B. Nüsse, Getreide), Phytoöstrogene (z. B. Hülsenfrüchte), Glucosinolate (z. B. Kohl) und Sulfide (z. B. Lauch). Auch Vitamine und Antioxidantien spielen eine wichtige Rolle für die Gesundheit, da sie als Radikalenfänger fungiéren. Ein Übermaß an freien Sauerstoffradikalen entsteht vor allem bei Stresszuständen. Das kennen FMS-Patienten. Hier sind Carotinoide, Polyphenole, Phytoöstrogene, Enzymhemmer und Sulfide wirksam. Milchsäurebakterien in Pro- und Präbiotika sorgen für eine gesunde Darmflora und stärken das Immunsystem. Schließlich trägt auch die richtige Auswahl, Qualität und Quantität von Lebensmitteln mit den energiereichen Nährstoffen Fett, Eiweiß und Kohlenhydrate im richtigen Verhältnis zur Gesundheit bei.

Gesund essen

Vollwertige und ausgewogene Ernährung ist neben regelmäßiger Bewegung die wichtigste Voraussetzung, um überschüssige Pfunde loszuwerden und das gesunde Wohlfühlgewicht zu halten. Obst, Gemüse und Vollkornprodukte helfen beim Abnehmen, schmecken gut und enthalten jede Menge wertvolles Eiweiß, Fett, Kohlenhydrate, Vitamine, Mineral-, Ballast- und Schutzstoffe.

Welche Ernährung ist gesund? Das Ernährungsverhalten kann dazu beitragen, dass man sein Idealgewicht erreicht und behält, dass man mit Appetit und Genuss isst und dass man chronischen Erkrankungen und Beschwerden wirksam vorbeugt. Hier kommen Tipps für die gesunde Ernährung:

- Vielseitig, aber nicht zu viel: Abwechslungsreiches Essen schmeckt und ist vollwertig. Stellen Sie Ihren Speiseplan vielfältig und sorgfältig zusammen. Täglich reichlich frisches Obst und Gemüse sind empfehlenswert. Bevorzugen Sie mageres Fleisch und Geflügel, Fisch sowie fettreduzierten Käse. Setzen Sie Salz und Zucker sparsam ein. Genießen Sie Alkohol in Maßen. Essen Sie fettbewusst oder fettarm.
- Weniger Fett und fettreiche Lebensmittel: Zu viel Fett macht dick. Fett liefert doppelt so viel Energie wie die gleiche Menge Kohlenhydrate oder Eiweiß. Durch fettreiche Ernährung erhöht sich das Risiko für Herz-Kreislauf-Erkrankungen, Stoffwechselleiden wie Diabetes mellitus oder Gicht, Bluthochdruck und Tumorerkrankungen. Reduzieren Sie Streichfette (Butter, Streichwurst). Bereiten Sie Speisen fettarm zu. Achten Sie auf sichtbare und versteckte Fette in Lebensmitteln. Bevorzugen Sie hochwertige Fette mit ungesättigten Omega-3-Fettsäuren (fetter Fisch, Pflanzenöle).
- Würzig, aber nicht salzig: Gewürze verbessern den Geschmack der Speisen. Zu viel Salz treibt den Blutdruck nach oben. Bevorzugen Sie Kräuter zum Abschmecken. Ersetzen Sie Salz durch Zitronensaft.
- Süßigkeiten meiden: Überschüssiger Zucker wird im Körper in Fett umgewandelt und macht dick. Besonders ungünstig ist weißer Haushaltszucker. Außerdem

führt Zucker (wie Alkohol) zum Anstieg des Blutfettspiegels, ein Risikofaktor für Arteriosklerose und Herzinfarkt.

- Mehr Vollkornprodukte: Solche Lebensmittel liefern wichtige Ballaststoffe. Vollkornbrot, Naturreis, Müsli, Haferflocken oder Keimlinge enthalten günstige Kohlenhydrate, Vitamine, Mineralstoffe und Spurenelemente und fördern die Verdauung.
- Reichlich frisches Obst und Gemüse: Pflanzliche Lebensmittel sollten den Hauptteil der täglichen Nahrung ausmachen. Essen Sie frisches Obst oder Rohkost, Salate oder Gemüse und soweit verträglich Hülsenfrüchte (Erbsen, Bohnen, Linsen). Das hält lange satt.
- Weniger tierisches Eiweiß: Pflanzliches Eiweiß in Kartoffeln, Hülsenfrüchten und Getreide ist günstig für die vollwertige Ernährung. Probiotische Milchprodukte und zwei- bis dreimal Fisch pro Woche stärken das Immunsystem, schützen Herz und Kreislauf.
- Trinken mit Verstand: Jeder Mensch braucht mindestens 1,5 bis 2 Liter Flüssigkeit pro Tag, in Form von Wasser oder als kalorienarme/-freie Getränke. Wenn Sie schwer arbeiten, sportlich aktiv oder krank sind, müssen Sie sogar noch mehr trinken. Alkohol hat pro Gramm fast den Energiegehalt von Fett, enthält aber keine sekundären Pflanzenstoffe (Ausnahme: Rotwein). Außerdem wirkt Alkohol appetitanregend und hemmt den Fettabbau.
- Öfter kleinere Mahlzeiten: Statt der üblichen drei Hauptmahlzeiten sind drei bis fünf kleinere Mahlzeiten über den Tag verteilt besser geeignet, um fit und leistungsfähig zu bleiben und keinen Heißhunger zu bekommen.
- Schmackhaft und schonend kochen: Garen Sie Gemüse nur kurz mit wenig Wasser und etwas Öl. Die mediterrane und die asiatische Küche sind gute Vorbilder für gesunde und leckere Zubereitung von Lebensmitteln.

Fastenzeit

Wer sich regelmäßig bewegt, sich ausgewogen und vollwertig ernährt und nicht zu reichlich isst, beugt Schlackenbildung vor. Wer viel Wasser trinkt, Alkohol in Maßen genießt, nicht raucht, Zucker und Weißmehlprodukte meidet und ein gelassenes Gemüt entwickelt, lebt geradezu vorbildlich. Wer nicht so gesundheitsbewusst lebt, muss langfristig mit Schlackenbildung im Körper rechnen. Werden solche Stoffe nicht ausgeschieden, kommt es zu allen möglichen Gesundheitsproblemen.

Oftmals sucht man verzweifelt nach Ursachen für Beschwerden, die letztendlich auf Störungen durch Schlackenbildung im Bindegewebe zurückgehen. Hier helfen Reinigungs- und Entschlackungskuren besser als Medikamente.

- Wer etwas für die Gesundheit und schlanke Linie tun möchte, muss nicht unbedingt gleich eine Rosskur machen. Oft ist es sehr wohltuend, wenigstens einmal pro Woche ganz bewusst einen Gesundheitstag mit vegetarischer Kost einzulegen, den Entlastungstag: Obsttag, Gemüsetag, Safttag, Frühlingstage (Grapefruit, Spargel, Vollkorn, Molke), Sommertage (Beeren, Äpfel, Salat), Herbsttage (Reis, Kartoffel, Kohl), Wintertage (Zitrusfrüchte, Sauerkraut). Auf lange Sicht kann man so einige überflüssige Pfunde elegant verschwinden lassen. Der springende Punkt am Schlankmachertag ist die Entlastung des Stoffwechsels. Die Verdauung muss dann weniger Schwerarbeit leisten als sonst. Das ist auch für Reizdarmpatienten von Vorteil.
- Fastenkuren werden planmäßig durchgeführt. Es beginnt mit Vorfasten- bzw. Entlastungstagen, wird mit der mehrtägigen Fastenphase fortgesetzt und endet mit dem Fastenbrechen. Genussmittelabstinenz und gezielte Darmentleerung gehören dazu. Vor einer Fastenkur sollte man sich ärztlich beraten lassen. Falls möglich, ist Heilfasten in einer Kurklinik die beste Option. Fasten ist eine intelligente Methode, zu viel Speck am Körper loszuwerden und sich anschließend einen gesunden Lebensstil mit mehr Lebensqualität anzugewöhnen. Fasten ist auch eine Phase der Besinnung für den unruhigen Geist, der zur entspannten Gelassenheit zurückfindet.

Am besten, man sucht sich Gleichgesinnte und fastet in der Gruppe. Auch eine ärztlich kontrollierte Fastenkur ist empfehlenswert, zu Hause oder in der Kurklinik. Es gibt viele Möglichkeiten, eine Fastenwoche in den eigenen Jahresplan einzubauen. Weitere Möglichkeiten bieten die Saftfastenkur, die Buchinger-Fastenkur, die Mayr-Kur oder eine Ayurveda-Kur.

Reif für die Fastenkur?

- Essen Sie gerne Frittiertes, Süßes und Salziges? Ja ☐ Nein ☐
- Trinken Sie täglich Limonade, Cola oder Alkoholhaltiges? Ja ☐ Nein ☐

- Nehmen Sie regelmäßig Medikamente ein? Ja ☐ Nein ☐
- Haben Sie Verdauungsprobleme oder Sodbrennen? Ja ☐ Nein ☐
- Haben Sie Übergewicht? Ja ☐ Nein ☐
- Haben Sie häufig Muskelverspannungen? Ja ☐ Nein ☐
- Haben Sie seit Längerem „schwere Beine“? Ja ☐ Nein ☐
- Haben Sie häufig Gelenk- und Rückenprobleme? Ja ☐ Nein ☐
- Sind Sie häufig müde, antriebslos und gedrückter Stimmung? Ja ☐ Nein ☐
- Sind Ihre Atemwege häufig verschleimt? Ja ☐ Nein ☐
- Sind Sie seltener als zweimal wöchentlich sportlich aktiv? Ja ☐ Nein ☐

Wenn Sie drei Fragen mit „Ja“ beantwortet haben, könnten sich schädliche Stoffwechselprodukte angesammelt haben und das Bindegewebe übersäuert sein. Eine Reinigungs- und Entschlackungskur würde Ihnen guttun.

Säure-Basen-Balance

Säuren und Basen sind ausgleichende Kräfte. Säuren können neutralisiert werden, wenn die Basen stark genug sind. Ist der Körper ständig übersäuert, fehlen Pufferbasen im Blut. Verändert sich das Milieu in den Geweben, weil die Pufferbasen vermindert sind und Säure überwiegt, ist auch die Abwehrfähigkeit geschwächt. Die Ausscheidungsorgane Niere, Haut und Lunge müssen dann für rasche Entgiftung sorgen. Schmerzhafte Beschwerden, Funktionseinschränkungen durch Gelenkprobleme sind die unangenehme Folge von Übersäuerung, wenn weder eine Entgiftung noch ein Ausgleich durch Basenzufuhr stattfindet. Die „vegetative Azidose“ macht sich nervlich und körperlich bemerkbar. Man ist zunehmend gestresst, weniger belastbar und leistungsfähig.

Bei Übersäuerung wird neutralisierendes Phosphat aus den Knochen freigesetzt, was die Knochendichte ungünstig beeinflusst. Das Bindegewebe fungiert hier als Zwischenlager für überschüssige Säure. Damit die Säure-Basen-Balance erhalten bleibt, müssen die Ausscheidungsorgane tadellos funktionieren. Basische Ernährung stärkt die Säure-Basen-Balance. Fast alle Gemüse- und Obstsorten gehören (mit wenigen Ausnahmen) zu den Basenbildnern.

Ungesunder Übersäuerung begegnet man am besten mit einer Entschlackungskur. Wer sich viel bewegt oder körperlich aktiv ist, scheidet Säuren mit dem Schweiß über die Haut und Kohlendioxid mit der Atemluft aus. Wer täglich mindestens zwei Liter basisches Mineralwasser trinkt, unterstützt die Nieren bei der Säureausscheidung. Wer sich bewusst basisch ernährt, verbessert die Verdauung und stärkt das Immunsystem.

Grundlage basischer Ernährung sind alle Vitamine und Mineralstoffe, bevorzugt in frischem Gemüse, Salaten und Obst. Auch ungesättigte Fettsäuren, Ballaststoffe sowie Eiweiß aus Fisch, Fleisch und Getreide gehören zu den gesunden Lebensmitteln. Das Säure-Basen-Konzept empfiehlt, die Nahrungsmengen hauptsächlich aus pflanzlicher Kost zu beziehen und tierische Produkte seltener zu verzehren. Das basische Getränk schlechthin ist pures Wasser. Zum basischen Lebensstil gehören Bewegung, Entspannung und gesunde Ernährung sowie Meidung von Genussgiften und Medikamenten.

Das wirkt säurebildend		
Lebensstil	Ernährung	Innere Säurequellen
Bewegungsmangel Übergewicht Muskelüberlastung Flüssigkeitsmangel Stress Stimmungstief Rauchen Hunger Medikamente	Fleisch, Wurst, Fisch Hülsenfrüchte Teigwaren, Weiß-, Schwarzbrot Sauermilchprodukte, H-Milch, Käse Getränke mit Kohlensäure Kaffee, Schwarztee, Alkohol Zucker, Süßigkeiten, Limonade	Zellstoffwechsel (Kohlensäure) Zellzerfall (Harnsäure) Eiweißstoffwechsel (Phosphor-, Schwefelsäure) Magen (Salzsäure) Sportliche Aktivität, Bewegung (Milch-, Essigsäure)

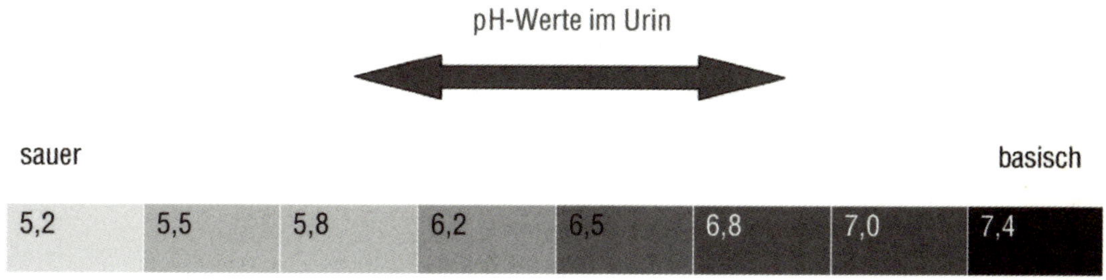

pH-Wert = 7 = neutral, pH-Wert < 7 = sauer, pH-Wert > 7 = alkalisch (basisch)
Der pH-Wert im Urin kann maximal 4,5 (sehr sauer) bis 8,0 (sehr basisch) sein. Mit Teststreifen aus der Apotheke kann der pH-Wert im Urin geprüft werden.

Gemüse-Basenbrühe

Für 2 l Basenbrühe benötigen Sie folgende Zutaten:

- 2 kg frisches Gemüse (z. B. Möhren, Sellerie, Fenchel, Petersilienwurzel, Brokkoli); verzichten Sie auf blähende Gemüse (z. B. Lauch, Zwiebeln, Kohl).
- 2 Bund frische Küchenkräuter (z. B. Petersilie, Dill, Thymian)
- Gewürze: 1 Lorbeerblatt, 2 Muskatblüten (oder geriebene Muskatnuss), Piment- und Wacholderbeeren, Pfefferkörner, Meersalz, Hefewürze

So wird die Basenbrühe zubereitet:

- Gemüse waschen, putzen, klein schneiden und in einen Topf mit 2 l kaltem Wasser geben.
- Grob zerkleinerte Gewürze und Kräuter dazugeben.
- Einmal kurz aufkochen, dann 60 min bei geringer Hitze kochen lassen.
- Brühe mit einem Sieb oder Leintuch abseihen.
- Basenbrühe mit einer Prise Meersalz und Hefewürze abschmecken.

Nahrungsergänzung

Bislang gibt es keine Anhaltspunkte dafür, dass bei Schmerzkranken ein Mangel an bestimmten Nährstoffen vorliegen könnte. Empfehlungen für Nahrungsergänzung sind nicht möglich. Den nachfolgend gelisteten Nahrungsergänzungsmitteln werden positive Effekte bei FMS nachgesagt:

- Algen: Nahrungsergänzung mit der Alge Chlorella *(Chlorella Pyrenoidosa)* kann Schmerzen lindern. Nebenwirkungen sind Durchfall und Bauchkrämpfe.
- Essenzielle Fettsäuren: Fischöl (etwa Lachsöl, fette Hochseefische) ist reich an mehrfach ungesättigten Fettsäuren (Omega-3-Fettsäuren), kann die Blutfettwerte senken und die Durchblutung verbessern.
- L-Carnitin: Nahrungsergänzung mit L-Carnitin erhöht die Muskelkraft und körperliche Ausdauer, verhindert schnelle Ermüdung, kann Herz-Kreislauf-Erkrankungen und Nervenstörungen vorbeugen. Chronische Müdigkeit, Muskelschwäche und schmerzhafte Muskelverspannungen bei FMS sollen günstig beeinflusst werden.
- Tryptophan: (5-Hydroxy-L-)Tryptophan ist eine Vorläufersubstanz des Neurotransmitters Serotonin. Bei Anwendung von Tryptophan steigen die Serotoninspiegel im Blut an. FMS-Patienten berichten über schmerzlindernde Wirkungen.

Vitamin-D-Tipp

Vitamin-D-Mangel ist weit verbreitet. Oftmals kommt es zu unerklärlichen Beschwerden und Erschöpfungszuständen, wenn zu wenig Vitamin D im Blut ist. Die durchgehende Nahrungsergänzung mit Vitamin D wird nachdrücklich empfohlen.

Ausreichend hohe Vitamin-D-Spiegel, vor allem in den Wintermonaten, schützen vor Grippe- und Asthma-Attacken, vor Osteoporose, Bluthochdruck, Migräne, Immunerkrankungen (Multiple Sklerose, Rheuma u. a.) und Krebs. Lassen Sie Ihren Vitamin-D-Wert (25-OH) im Blut bestimmen. Liegt ein Mangel vor, kann Ihnen Ihr Arzt die Einnahme von Vitamin D in angemessener Dosierung verordnen (Tabletten/Tropfen).

- Kinder über zwei Jahre und Erwachsene benötigen 7,5 µg pro Tag.
- Schwangere und Stillende benötigen 10 µg pro Tag.
- Über 60-Jährige benötigen 10 µg pro Tag.

Wellnessprogramm

FMS-Patienten lieben Wärme. So stehen Wärmetherapien und Thermalbäder ganz oben auf der Liste der beliebtesten Behandlungen. Wasser eignet sich sehr gut als

Medium für Kälte- und Wärmereize. Regelmäßige Wasseranwendungen können eine ausgeglichene Grundstimmung fördern, die Leistungsfähigkeit und Abwehrkräfte steigern.

Um eine konstante Körpertemperatur einzuhalten, ziehen sich bei Kälte die Hautgefäße zusammen. In den Händen und Füßen wird die Durchblutung gedrosselt, um Wärmeabgabe nach außen zu verhindern. Hände und Füße werden kalt und blass. Im Brust- und Bauchraum, wo die wichtigsten Organe liegen, bleibt die Kerntemperatur aber stabil.

Bei hohen Außentemperaturen reagiert der Körper umgekehrt: Die Haut wird überall stärker durchblutet und kann sehr viel Wärme abgeben. Wenn dies nicht ausreicht, öffnen sich die Poren der Haut und der Schweiß fließt. Verdunstung auf der Haut kühlt zusätzlich.

Wird ein Kälte- oder Wärmereiz lokal gesetzt (etwa auf ein Gelenk), nimmt die Durchblutung an dieser Stelle ab (Kälte) oder zu (Wärme). Die gedrosselte Durchblutung bewirkt Abschwellung und lindert Schmerz. Steigt die Durchblutung von Muskeln und Organen, wirkt dies meist entspannend und schmerzlindernd.

Bei längeren und stärkeren Kälte- oder Wärmereizen reagieren auch entfernte Körperregionen reflektorisch mit, etwa die andere Hand, das andere Bein oder die Arme bei Behandlung der Beine und umgekehrt. Blutdruck, Puls, das Immunsystem, der ganze Körper reagiert. Man fühlt sich wohl in seiner Haut und körperlich fit und leistungsfähig.

Wasseranwendungen

Wasser wirkt schon entspannend, wenn man es nur ansieht. Im Wasser schweben Sie beinahe schwerelos, ganz besonders in salzhaltigen Gewässern. Doch es muss nicht immer gleich eine teure Bäderkur sein.

- Die gleichmäßigen Bewegungen beim Brustschwimmen oder Kraulen sind ein gutes Mittel, um sich mit jedem Zug von lästigen Alltagsproblemen zu befreien. Zudem ist Schwimmen gelenkschonend, die ideale Form aktiver Entspannung. Sie atmen vertieft und bewusst rhythmisch, nehmen zugleich über die Haut stimulierende Reize durch Wasser, Wärme oder Kälte auf.
- Da uns vor allem das Schwebegefühl im Wasser glücklich macht und entspannt, hat sich „Floating" entwickelt. Geborgen wie im Mutterleib fühlt man sich dort: Der Floating-Tank ist mit Salzwasser gefüllt und warmes wohliges Dunkel umgibt

dort den Körper.In der Stille folgt man der Melodie des Herzens. Wer aus dieser „Raumkapsel“ wieder aussteigt, fühlt sich wie neu geboren. Floating wird auch therapeutisch mit Erfolg eingesetzt: bei Stressanfälligkeit, chronischem Schmerz oder zur Suchtentwöhnung.

- Aquamotion ist eine Wassertherapie, die bei orthopädischen Erkrankungen und zur Schmerzbehandlung eingesetzt wird. Physiotherapie und Wasser-Shiatsu verbessern beispielsweise die Gelenkmobilität bei Rheumapatienten. Man arbeitet auch mit Wasserbällen und Aquanudeln.
- Aqua-Qi-Gong/Aqua-Tai-Chi kombiniert langsam fließende Bewegungen im Wasser mit bewusster Atmung, um Körper, Geist und Seele in Einklang zu bringen. Die Lebensenergie (Chi) soll wieder frei fließen können. Erkundigen Sie sich nach Kursangeboten.
- Aquadancing ist die Wasserdisco. Man bewegt sich nach Vorgaben des Vortänzers zur Musik. Das macht Spaß, bringt den Körper in Schwung und schont gleichzeitig die Gelenke. Eine gute Gelegenheit, die Muskulatur vor anstrengenden Trainingseinheiten zu lockern.
- In der Badewanne fühlen Sie sich wohl und zu Hause. Wenn es draußen dunkel, kalt und laut ist, wird die Badewanne zum Kurort oder gar zum Therapiezentrum. Sie entspannen sich dort, wann immer Sie wollen. Benutzen Sie duftende Zusätze im Badewasser: je nach Bedarf und Vorlieben Meersalze, Mineralstoffe, ätherische Öle, Milch oder Molke. Ätherische Öle wirken im warmen Wasser muskelentspannend.
- Kleine Massagedüsen im Whirlpool pumpen ständig Luft in das heiße Badewasser und massieren auf sanfte Weise verspannte Muskulatur und müde Gelenke. Sauerstoffreiches Wasser, der Massageeffekt durch den Sprudel und das warme Wasser aktivieren die Durchblutung, entspannen und stärken die Selbstheilungskräfte. Ein warmes Sprudelbad wird bei Durchblutungsstörungen, Muskelkrämpfen und -schmerzen, rheumatischen Beschwerden, Schlafstörungen, Unruhe und Stress empfohlen.
- Um die Temperatursensoren und die Wahrnehmung von warm und kalt zu trainieren, benutzt man am besten die heilkräftige und belebende Kneipp-Therapie. Das Heilsystem von Pfarrer Kneipp bietet eine bewährte Wasser-Wärme-/Kältereiz-Kur. Anwendungen wie Waschungen, Güsse, Bäder, Wickel, Dampfbäder und Sauna gehören dazu.

Wechselwarme Fußbäder

Für kälteempfindliche FMS-Patienten und ältere Menschen sind wechselwarme Fußbäder sehr empfehlenswert. Dabei werden die Füße zweimal nacheinander fünf Minuten in warmes (37 bis 40 °C) und zehn Sekunden in kaltes Wasser (zehn bis 15 °C) getaucht. Ein ideales und entspannendes Hausmittel bei Kopfschmerzen und Nervosität.

Wärmeanwendungen

Mit Wärme verbinden wir Leben, Lust, Geborgenheit und Wohlgefühl. Es ist bekannt, dass Pflanzen in warmer Erde besser gedeihen als in kalter. Da in Mittel- und Nordeuropa oft zu wenig sonniges Wetter herrscht, leidet man an Licht- und Wärmemangel und verreist lieber in Richtung Süden. Man kann aber auch zu Hause Wärme genießen. Wenn schon nicht im Freien, dann beispielsweise vor dem offenen Kamin oder in der Sauna. Wärme entspannt die Muskulatur, fördert die Gesundheit und gibt ein gutes Körpergefühl.

Ein Saunabesuch hat eine wohltuende Wirkung: Wärme entspannt die Muskulatur, fördert die Gesundheit, gibt ein gutes Körpergefühl und vertreibt trübe Gedanken.

- Heiße Steine: Die Traditionelle Chinesische Medizin sowie die schamanische Medizin kennen Heilanwendungen mit heißen Steinen. Man spricht dieser Behandlung magische Wirkungen zu. Die Steine werden erwärmt und auf Körperstellen aufgelegt, um Beschwerden zu lindern. Die „Hot Stone Massage“ aus Hawaii liegt im Trend.
- Sauna: Die Saunakultur stammt aus Finnland. Schwitzen in der Holzkammer dient vorrangig der Gesundheit und Reinigung, aber auch zur Aufwärmung. Gerade in der langen Dunkelheit nordischer Wintermonate vertreibt der Saunagang trübe Gedanken.

Die Schwitzstube wird von etwa 80 °C auf bis zu 130 °C aufgeheizt. Eine erwünschte Saunawirkung ist der Anstieg der Körpertemperatur auf etwa 39 °C. Die Luft in der Sauna ist meist sehr trocken. Deshalb erhöht man die Luftfeuchtigkeit durch Aufgüsse. Das intensiviert die Wärmeempfindung. Man kann besser durchatmen, wenn im Wasserdampf ätherische Duftstoffe wie Eukalyptus oder Fichtennadel enthalten sind. Temperaturwechsel durch Abfolge von Hitze und anschließendem Kaltbad entspannen die Muskulatur, senken den Blutdruck, regen

Kreislauf und Stoffwechsel, das Immunsystem und die Atmung an. Man fühlt sich rundum wohl in seiner Haut. Erholung im Ruheraum ist Pflicht für Saunagänger, da der Kreislauf durch den Wechsel von Schwitzstube und kalter Dusche stark beansprucht wird.

- Heiße Packungen haben sich bei schmerzhafter Muskelverspannung in der Schulter, im Nacken und Rücken bewährt. Je nach Wärmeverträglichkeit kann man Heilschlamm (Fango) oder Heusäcke benutzen. Heusäcke sind im Fachhandel erhältlich und für die Anwendung zu Hause geeignet. Allergiker sollten auf den Heusack verzichten.

Wellness

Für die Schönheitspflege im Bad mit ätherischen Ölen sind Ihrem Einfallsreichtum keine Grenzen gesetzt. Alles, was Ihnen guttut, sollten Sie ausprobieren. Lassen Sie Milch und Honig fließen.

- Für Heilbäder geben Sie einen Heilpflanzenaufguss oder ätherische Öle ins Badewasser. Sie übergießen zwei Handvoll getrocknete Kräuter mit so viel heißem Wasser, dass daraus eine Teemenge von zwei Litern wird. Dann seihen Sie ab und gießen den Tee in das bereits 38 °C heiße Badewasser. Genießen Sie 20 Minuten Ihr Kräuterbad. Ruhen Sie sich anschließend mindestens 30 Minuten aus. Heilkräuteröle enthalten entweder zehn Prozent ätherische Öle oder sechs Prozent des jeweiligen Pflanzenextrakts. Kräuter zur Entspannung und Schmerzlinderung: Angelika, Baldrian, Fichtennadel, Heublumen, Lavendel, Lindenblüte, Melisse, Rosmarin, Zinnkraut.
- Kleopatrabad: Statt Kleopatras Eselsmilch geben Sie zwei bis drei Liter Kuhmilch (höherer Fettgehalt bevorzugt) in die gut mit Wasser gefüllte Wanne. Fügen Sie zwei EL Olivenöl hinzu und vermischen Sie das Ganze. Nach dem Bad nicht abduschen, sondern nur trocken tupfen. Wer gerne experimentiert, kann auch Buttermilch (zuerst in die Wanne, dann Wasser einlaufen lassen), Molke oder Mandelöl verwenden.
- Beruhigungsbad: Mit ätherischen Ölen in Sahne (20 Milliliter) verrührt und ins Badewasser gegeben, finden Sie wahre Entspannung: je vier Tropfen Basilikum- und Vetiveröl, zwei Tropfen Zypressenöl.
- Entspannungsbad: Mit ätherischen Ölen in Sahne (20 Milliliter) verrührt und ins Badewasser gegeben, entspannen Sie sich wohltuend: je fünf Tropfen Melissen- und Lavendelöl.

- Schlummerbad: Mit ätherischen Ölen in Sahne (20 Milliliter) verrührt und ins Badewasser gegeben, fällt der Tagesstress von Ihnen ab und Sie entspannen sich: je vier Tropfen Baldrian- und Melissenöl, zwei Tropfen Neroliöl.
- Aromatherapie: Hier bietet sich eine gute Gelegenheit, die Geruchssensoren der Nase neu zu justieren. Blütenduft kann ein intensives Entspannungsgefühl erzeugen. Wenn Sie die Augen schließen, können Sie sich noch besser auf das Aroma konzentrieren. Düfte sollten deshalb bei der Massage oder Ruheentspannung nicht fehlen: Duftlampen, Aromasteine, Duftzerstäuber (Diffuser) oder Massageöle.

Duftstoffe, besonders ätherische Öle, reinigen, lösen Verspannungen, lindern Schmerzen und Entzündungen, vertreiben trübe Gedanken und beleben. Jeder Aromastoff wirkt anders auf den Geruchssinn und das Nervensystem. Besonders in kalten Wintermonaten sorgen Düfte wie Lavendel oder Orange für wohltuende Entspannung. Wenn die Natur im Winterschlaf ist, schnuppert man gerne die Blütendüfte des Frühlings. Auch Kraut, Gräser oder Holz mit balsamischen (harzigen) und erdigen Duftnoten wirken belebend. Medizinmänner der Inkas setzten konzentrierte Blütenaromen zu Heilzwecken ein. Die moderne Aromaforschung fand heraus, dass das Glückshormon Serotonin durch anregende Düfte aktiviert wird. Nervosität und Schlafstörungen lassen sich durch Aromatherapie bessern.

Massageöl und Badezusatz

Auf zwei Teelöffel Trägeröl kommen etwa vier Tropfen ätherisches Öl.

- Massageöl zur Entspannung: 50 ml Jojoba-Öl, je zwei Tropfen Benzoe, Sandelholz und Kampfer.
- Öl zum Einreiben gegen Stress: 50 ml Macadamia-Nussöl, je 2 Tropfen Lavandin und Pfefferminze.
- Badeöl bei Verstimmungen und Erschöpfung: ein Esslöffel Basisöl (z. B. Kokosnussöl) oder Honig, zwei Tropfen Pfefferminze, je vier Tropfen Nelke und Rosmarin

Haut und Hygiene

Haut ist mehr als nur ein Behälter für Muskeln, Knochen und innere Organe, mehr als eine Hülle, die das Körperinnere von der Außenwelt abschirmt. Die Haut ist das größte Organ des Menschen. Sie macht ein Sechstel des gesamten Körpergewichts aus und bedeckt eine Fläche von zwei Quadratmetern. Sie hält uns sichtbare und unsichtbare Eindringlinge vom Leib, schützt vor Staub, gefährlichen Keimen und vor Wasserverlust. Sie scheidet Schadstoffe aus, filtert das Sonnenlicht und reguliert die Körpertemperatur. Sensoren warnen vor drohenden Gefahren.

Auf einem Quadratzentimeter Haut befinden sich im Durchschnitt 5000 Sinnesorgane: Nervenenden für Blutgefäße und Drüsen, Druck- und Schmerz-, Kälte- und Wärmerezeptoren. Fettpolster der Unterhaut speichern Wärme und Nährstoffe. Zudem ist die Haut mit einer persönlichen Duftnote ausgestattet. Dies sind nur einige Eigenschaften des Wunderwerks Haut, die nur etwa fünf Millimeter dick ist.

Sie können viel dafür tun, dass Ihre Haut attraktiv und schön bleibt. Man kann sich vor Hautproblemen schützen, wenn man Stressrisiken für die Haut vorbeugt. Oxidativer Stress entsteht bei jeder körperlichen oder psychischen Belastung. Dies betrifft FMS-Patienten ganz besonders. Bei vielen chronischen Krankheiten spielt die oxidative Stressbelastung eine wichtige Rolle. Zu den bekanntesten Stressoren für die Haut zählen Genussgifte wie Nikotin und Alkohol, Sonnenstrahlung und ungesunde Ernährung.

Wahre Schönheit kommt von innen. Schöne Haut ist demnach auch das Ergebnis einer Ernährung, die auf den antioxidativen Gehalt der Nährstoffe achtet. So kann man die Haut nachhaltig vor schädlichen freien Radikalen schützen und vorzeitige Hautalterung vermeiden. Bekannte Antioxidativa sind sekundäre Pflanzenstoffe, Carotinoide und Vitamine. Manche Nährstoffe wirken sich besonders günstig speziell auf die Hautgesundheit aus. Hierzu zählen vor allem Pantothensäure und Biotin. Auch der Mineralstoff Silizium gehört zu den inneren Hautpflegemitteln. Starke Belastungen für die Haut entstehen, wenn man durch zu häufige und aggressive Reinigung den Säureschutzmantel beeinträchtigt. Hautpflege ist ein Liebesdienst, den man sich ganz bewusst selbst gönnt. Temperaturwechsel (kalt-warm) sind grundsätzlich wie „Gymnastik" für die Haut. Genießen Sie Ihre Hautpflege.

Hautpflege von Kopf bis Fuß

- Gesicht: Gesichtsmaske, -wasser, -peeling, -dampfbad
- Augen: Augenmaske, -kompresse, -gel

- Lippen: Lippenmaske
- Hals: Halsmaske, -kompresse
- Haare: Haarmaske, -spülung
- Körper: Körperpeeling, Bäder mit Zusatz, Dampfbad, Sauna
- Hand: Handmaske, -bad
- Fuß: Fußmaske, -bad
- Nägel: Mani-/Pediküre
- Tageszeiten: Tages- und Nachtcreme
- Jahreszeiten: Sommer- und Winterpflege

Hauttyp-Kosmetika

- Normale Haut: milde Creme oder Lotion: duftneutral, rückfettend, Feuchtigkeit spendend, pH-Wert 5,5
- Trockene/empfindliche Haut: immer rückfettende Produkte, Fettsalbe vom Typ Wasser-in-Öl, im Sommer fettarme Cremes, im Winter fettreiche Cremes, Feuchtigkeit spendendes Augengel, Cremmasken mit Vitaminen und anregenden Wirkstoffen, keine alkoholischen Produkte
- Fettige/unreine Haut: gering rückfettende Produkte, Lotionen oder Cremes vom Typ Öl-in-Wasser (Pflegemilch), fettfreie Gels
- Mischhaut: leichte Creme mit vitalisierenden und schützenden Wirkstoffen, Feuchtigkeitsmasken im Gesicht, auch Cremmasken
- Reife Haut: mittelstark bis stark fetthaltige Nachtcreme (mit Ginkgo, Provitamin E, Aminosäuren), Feuchtigkeitstagescreme mit geringem Fettanteil, Feuchtigkeitslotionen

Erholsamer Schlaf

Was Schlaf ist, ist nach wie vor rätselhaft. Sicher ist, dass Wachen und Schlafen wie die zwei Seiten einer Medaille zusammengehören. In beiden Zuständen ist der Körper sehr aktiv. Der Hauptunterschied besteht darin, dass wir im Schlaf kein Bewusstsein haben und nicht frei entscheiden können. Stattdessen vollzieht sich in jeder Nacht ohne unser Zutun eine sehr genau geregelte Abfolge von Schlafstadien und Schlafzyklen.

Schlaf beruht auf gut organisierten, hochkomplexen, weitgehend autonomen Prozessen des zentralen Nervensystems. Es gibt kein „Schlafzentrum“ im Gehirn. Daraus lässt sich unter anderem schließen, dass es keine „ultimative Schlafpille“ geben kann und dass man mit „Gewaltmaßnahmen“ niemals zum erholsamen Schlaf findet.

Wer übermüdet ist, kennt die Symptome: Leistungsfähigkeit, Gedächtnis, Konzentration und Urteilsvermögen lassen nach. Die Stimmung leidet. Kein Wunder, dass Schlafmangel ein Kennzeichen der Depression und des FMS ist. Dabei ist es gleich, ob das Schlafdefizit scheibchenweise angehäuft wird oder ob man zwei Nächte durchmacht.

Oft wird Schlafmangel als Ursache solcher Befindlichkeiten gar nicht erkannt. Andere Beschwerden rücken in den Vordergrund: Kopf-, Rückenschmerzen oder Erkältungssymptome. Wer zu wenig schläft, hat nachts zu wenig Wachstumshormon im Blut. Die nächtliche Regeneration ist dann unzureichend. Verbrauchte Stoffe bleiben länger im Körper. Erinnern Sie sich daran, wie es ist, wenn Sie wirklich krank sind, sich hinlegen müssen, sich todmüde und abgeschlagen fühlen: Der Körper verlangt mehr Regeneration, das Schlafbedürfnis steigt. Die Genesung im Schlaf, quasi über Nacht, ist keine Einbildung.

Darüber hinaus schwächt Schlafmangel das Immunsystem. Die Krankheitsanfälligkeit nimmt zu. Bleiben Sie lieber zu Hause und legen Sie sich ins Bett, wenn Sie eine schwere Grippe haben oder sich abgeschlagen und erschöpft fühlen. Es gibt kaum Zweifel daran, dass guter Schlaf die Infektionsabwehr nachhaltig verbessert.

Schlafmangel? Wie schläfrig sind Sie tagsüber?

Mit diesem Fragebogen (EpworthTest) können Sie abschätzen, wie hoch Ihre Einschlafneigung ist und ob Sie mehr Schlaf brauchen. Kreuzen Sie den Punktwert an, der der Wahrscheinlichkeit am nächsten kommt, dass Sie in Alltagssituationen einschlafen:

0 Ich würde niemals einschlafen, 1 Ich würde kaum einschlafen, 2 Ich würde möglicherweise einschlafen, 3 Ich würde höchstwahrscheinlich einschlafen ...

... wenn ich im Sitzen lese.	0 ☐ 1 ☐ 2 ☐ 3 ☐
... wenn ich fernsehe.	0 ☐ 1 ☐ 2 ☐ 3 ☐
... wenn ich (passiv) an öffentlichen Orten sitze (im Theater, Vortrag u. a.).	0 ☐ 1 ☐ 2 ☐ 3 ☐
... als Beifahrer im Auto, eine Stunde ohne Pause.	0 ☐ 1 ☐ 2 ☐ 3 ☐
... wenn ich nachmittags auf dem Bett oder Sofa ausruhe.	0 ☐ 1 ☐ 2 ☐ 3 ☐
... wenn ich mit jemandem im Gespräch zusammensitze.	0 ☐ 1 ☐ 2 ☐ 3 ☐
... wenn ich nach dem Mittagessen (ohne Alkohol) ruhig dasitze.	0 ☐ 1 ☐ 2 ☐ 3 ☐
... wenn ich im Auto mehrere Minuten halten muss (Stau, Ampel u. a.).	0 ☐ 1 ☐ 2 ☐ 3 ☐

Addieren Sie Ihre Gesamtpunktzahl. Der Normalwert ist 6 und entspricht dem Durchschnittswert der Allgemeinbevölkerung. Ab 10 Punkten ist die Tagesschläfrigkeit auffällig erhöht. Sie sollten versuchen, mehr zu schlafen. Ab 14 Punkten könnte eine Schlafstörung vorliegen.

Eine Internetumfrage mit 12.000 Teilnehmern (2009) zeigt, dass jeder Zweite unter Schlafproblemen leidet. Ein Drittel fühlt sich tagsüber häufig müde und zwölf Prozent schlafen am Tag sogar spontan ein. Die Hälfte der Betroffenen geht deswegen zum Arzt. Die wichtigsten schlafhygienischen Faktoren, um in gesunden, erholsamen Schlaf zu fallen, sind hoher Schlafdruck und Entspannung.

- Störfaktoren ausschalten: Sorgen Sie für Ruhe. Verzichten Sie abends auf schwer verdauliche Kost. Meiden Sie nachmittags und abends Kaffee und Tee. Meiden Sie Alkoholgenuss vor dem Zubettgehen. Sorgen Sie für ausreichende Abdunklung. Auch schwacher Schimmer kann den Schlaf stören. Sorgen Sie für eine kühle Raumtemperatur. Begegnen Sie Unruhe mit bewusster Entspannung.

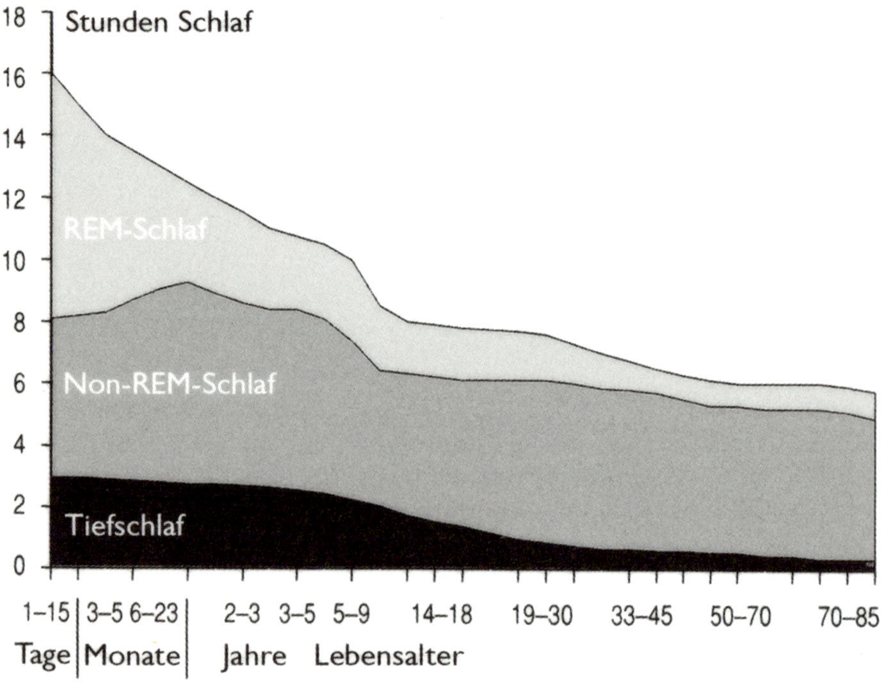

Je älter man wird, desto kürzer werden die REM-Schlafphasen, auch der regenerierende Tiefschlafanteil nimmt ab.

■ Gedankenkreisen und Grübelei: Versuchen Sie, Ihre Anspannung unter Kontrolle zu bringen. Denken Sie über positive Ereignisse des vergangenen Tages nach. Denken Sie über erfreuliche Perspektiven des kommenden Tages nach. Sagen Sie mehrfach „Stopp!" zu Ihrem Gedankenfluss. Nutzen Sie die Grübelpause für positive Gedanken. Legen Sie sich ohne Schlafabsicht ins Bett. Löschen Sie das Licht. Behalten Sie so lange wie möglich die Augen offen. Versuchen Sie, wach zu bleiben, um den Schlafdruck zu erhöhen. Ablenkung und Entspannung helfen.

■ Im Sorgenstuhl Gedanken entsorgen: Stehen Sie auf. Setzen Sie sich auf den Stuhl, auf dem Sie schriftliche Arbeiten erledigen. Schreiben Sie lästige Gedanken auf ein Blatt Papier. Nur dort ist das Wälzen problematischer Gedanken erlaubt. Nirgendwo sonst.

■ Schlaftipps: Bewegen Sie sich tagsüber so viel wie möglich. Das Bett ist nur zum Schlafen da. Gehen Sie nur dann zu Bett, wenn Sie richtig müde sind. Verbannen

Sie Uhren. Brauchen Sie überhaupt eine Uhr am Bett? Wachen Sie nicht ohnehin jeden Morgen pünktlich 15 Minuten vor dem Weckerklingeln auf? Erhöhen Sie Ihren Schlafdruck. Wenn Sie länger aufbleiben, verkürzen Sie Ihre Gesamtschlafzeit. Das hilft beim Einschlafen.

In Nächten, die so unruhig sind, dass Sie nicht richtig einschlafen oder aufwachen, stehen Sie besser auf und beschäftigen sich mit etwas so lange, bis Sie wieder todmüde sind. Das ist sehr wirksam. Stehen Sie morgens regelmäßig zur gleichen Zeit auf, auch am Wochenende. Egal, wie lange Sie geschlafen haben. Vermeiden Sie möglichst das Nickerchen tagsüber, einen Mittagsschlaf und den Schlaf vor dem Fernseher.

Arbeitsplatz und Haushalt

Für FMS-Patienten können selbst alltäglichste Aktivitäten eine außerordentliche Belastung sein. Man kann den Druck verringern, wenn überflüssige Arbeitsabläufe beseitigt und monotone Tätigkeiten vereinfacht werden. Versuchen Sie, behutsam und mit Gelassenheit Ihr Tagesprogramm abzuarbeiten. Ergonomische Aspekte sollten in die Gestaltung des täglichen Lebens einfließen: Rückenfreundliche Sitzmöbel und eine optimal auf die eigene Befindlichkeit zugeschnittene Schlafstätte können Wunder wirken.

Nicht selten beeinträchtigt Fibromyalgie auch das Berufsleben. Nach außen wirken Betroffene unauffällig. Man sieht ihnen ja ihre Krankheit nicht an. Ist die Leistung nicht wie erwartet, reagieren Kollegen und Vorgesetzte allzu schnell mit dem Vorwurf, man sei arbeitsscheu oder faul. Häufig kommt es zu Mobbing und der Arbeitsplatz gerät in Gefahr. Dieses Schicksal teilen Sie mit unzähligen Gesunden, die Tag für Tag unter Mobbing leiden. Für Mobbing gibt es viele Vorwände, die nicht nur mit einer Erkrankung der Mobbingopfer zu tun haben. Mobbing ist asozial und verwerflich.

„Nein!“ sagen zu können ist eine wichtige Fähigkeit, die das Selbstbewusstsein und die Selbstbehauptung stärken kann. Wehren Sie sich gegen ungerechtfertigte Vorwürfe und suchen Sie sich Verbündete. Beraten Sie sich mit Freunden und Angehörigen, denen Sie vertrauen. Haben Sie keine Skrupel und lassen Sie sich vom Hausarzt krank schreiben, wenn die Belastung zu groß ist. Das gibt Ihnen Zeit, die nächsten Schritte zu überlegen, und verhindert, dass Sie ernsthaft erkranken. Wer sich nicht wehrt, lebt verkehrt.

Lebenswelt und Stigma

Es gibt bislang keine ursächliche Therapie für die Fibromyalgie. Für viele Patienten bleibt FMS eine unheilbare Erkrankung. Schmerzkranke haben nur die Möglichkeit, sich an Empfehlungen zur Bewältigung Ihrer Krankheit zu orientieren. Empfehlungen, die auf eine weitgehende Kontrolle von Schmerz, Schlaf-, Gedächtnis- und Konzentrationsstörungen, Erschöpfung und Müdigkeit abzielen sowie Stressfaktoren und akute Schmerzschübe vermeiden helfen.

FMS-Patienten mit ihrer „unsichtbaren Krankheit" müssen oft mit Ausgrenzung und Vorurteilen zurechtkommen: stigmatisiert als „überempfindlich", „eingebildete Kranke", „psychisch labil", „psychisch krank" und dergleichen. Früher wurden Krankheit und Tod als Strafe Gottes angesehen. Eine höchst bequeme Haltung, die Verweigerung von Hilfe beabsichtigt. Gesunden Mitmenschen ist kaum bewusst, dass sie die Konfrontation mit der eigenen Erkrankung bzw. Sterblichkeit verdrängen. Jedes Mittel ist recht, um der existenziellen Bedrohung bzw. der bloßen Vorstellung von Krankheit und Tod aus dem Weg zu gehen. Kranke und schwache Menschen sind die Verlierer der Leistungsgesellschaft.

Für Mitmenschen, Angehörige, Partner und Kollegen bleibt es eine große Herausforderung, das Schmerzproblem zu akzeptieren. Niemand kann nachempfinden oder wirklich verstehen, wie sehr ein Schmerzkranker leidet, wie sehr er sich allein gelassen fühlt. Stattdessen wirft man Betroffenen vorschnell Lüge, Täuschung und Simulation vor. Dieses chronische Miss- und Unverständnis erhöht die Wahrscheinlichkeit, dass man sich bewusst aus dem sozialen Leben zurückzieht, um Frustrationen zu vermeiden. Dadurch leidet das Selbstwertgefühl. Selbstvorwürfe, Schuldgefühle und Depression sind die Folge.

Auch für Angehörigen und Freunde ist es nicht einfach, das wirkliche Leiden von FMS-Patienten zu begreifen. Sie tun sich oft schwer, Schmerzkranke zu ertragen. Manche Patienten neigen zur „Katastrophisierung" ihrer Beschwerden und ihres Schicksals. Das ist dann für das Umfeld kaum lange auszuhalten. Andererseits wird vor zu viel Zuwendung gewarnt, da dies FMS weiter verstärken und fixieren kann. Betroffene sollen ja gerade ihre Belastbarkeit und Reizempfindlichkeit schrittweise anheben. Schonungsverhalten wird als kontraproduktiv bewertet. Eine Gratwanderung für alle Beteiligten. Schmerzkranke haben unser ganzes Mitgefühl und unsere Hilfe verdient, ohne Wenn und Aber. Es kann jeden treffen. FMS-Patienten brauchen Unterstützung von Menschen, denen sie vertrauen können. Selbsthilfegruppen und Sozialverbände bieten wertvolle Hilfe, Information und Unterstützung, wenn die familiäre Situation unerträglich wird, wenn die Kündigung droht oder wenn Ärzte und Versicherungen Probleme machen.

Es ist eine zusätzliche Tragödie, dass man als Schmerzkranker der Ärzteschaft besser mit gesundem Misstrauen begegnet. Stigmatisierung durch medizinische Laien ist schon schlimm genug. Noch schlimmer ist es, wenn Ärzte (die es besser wissen sollten) unangemessen reagieren. Das akzeptieren Sie nicht.

Partnerschaft und Familie

Das Leben mit Schmerzkranken ist nicht einfach. Manche Paare rücken näher zusammen, andere kämpfen um ihre Partnerschaft. FMS-Patienten sind in vielen Bereichen beeinträchtigt. Das macht es für die Partner oftmals schwer, immer wieder aufeinander zuzugehen. Oft leidet der gesunde Partner darunter, hilf- und tatenlos zusehen zu müssen, nichts tun zu können für den geliebten Menschen. Dann besteht die Gefahr, dass Ohnmacht in Resignation und Gleichgültigkeit übergeht.

Schmerz ist ein Liebestöter. Erschöpfung und depressive Grundstimmung lassen keine Lust auf Sex aufkommen. Und über jeder Umarmung hängt das Damoklesschwert der Überempfindlichkeit. Der Grat von Lust oder Schmerz ist sehr schmal. Patentrezepte für eine erfüllte Beziehung mit Schmerzkranken gibt es nicht. Verständnis und Geduld sind gute Eigenschaften für beide Partner. Tun Sie alles, um Eskalationen zu vermeiden. Das gemeinsame Gespräch ist die Geheimwaffe zur Lösung fast aller Beziehungsprobleme. Hören Sie zu, lassen Sie Ihren Partner ausreden. Unterstellen Sie sich nicht gegenseitig Vermutungen (Du könntest schon, willst aber nicht!). Sprechen Sie über Ihre Gefühle. Wenn Unausgesprochenes ausgesprochen wird, verfliegt der böse Zauber. Seien Sie nicht überfürsorglich. Helfen Sie Ihrem Partner, unterstützen Sie ihn, aber nehmen Sie ihm nicht alles und jedes rückhaltlos ab.

Dennoch wird in vielen Fällen intime Funkstille herrschen. Angst vor Berührung und Schmerz kann nur gemeinsam bewältigt werden. Respekt gegenüber dem Partner mit Handicap ist die Basis für mehr Vertrauen und Intimität. Seien Sie optimistisch. Es wird wieder mehr Schwung in Ihr Liebesleben kommen.

Schwangere mit FMS müssen nicht befürchten, dass ihr ungeborenes Kind primär durch die Erkrankung gefährdet ist. Man weiß aber, dass in den letzten drei

Schwangerschaftsmonaten und in den ersten sechs Monaten nach der Entbindung verstärkt Beschwerden auftreten können. Andererseits kann die Befindlichkeit individuell sehr unterschiedlich sein: Manche Schwangere fühlen sich ausgesprochen wohl, andere schwer beeinträchtigt. Schwangere sollten in jedem Fall auf die Einnahme von Medikamenten verzichten, insbesondere Antidepressiva. Sicherheitshalber.

Ist das Kind geboren, sind Stimmungsschwankungen auch ohne FMS nicht ungewöhnlich. Hier ist der verständnisvolle Partner gefragt. Lassen Sie sich als Mutter unterstützen oder fordern Sie vom Partner Unterstützung und Hilfe ein. Aber übertreiben Sie nicht die Fürsorglichkeit in Bezug auf die Kinder. Allzu große Ängstlichkeit kann sich auf die Kinder übertragen, die dann beunruhigt und verunsichert reagieren. Lassen Sie sich in jedem Fall helfen, wenn Sie überfordert sind. Falscher Ehrgeiz und Durchhalten um jeden Preis nutzt niemandem und verschärft nur die Probleme.

Berufsunfähigkeit und soziale Absicherung

„Der Ganzkörperschmerz ist also kein Weichteilrheumatismus, keine Muskelerkrankung, keine psychosomatische und auch keine psychiatrische Störung ... Die Hilflosigkeit bei Begutachtungen wird durch Forschheit, Unsensibilität und grobe handwerkliche Durchführung von Untersuchungen kaschiert.“ Damit muss man als Betroffener rechnen, meint der Schmerzexperte Rolf Frieling. Chronischer Schmerz ist demnach in der Begutachtungspraxis in Bezug auf den Grad der Behinderung (GdB) ein Feld der der Fehl- und Desinformation aller Beteiligten: Ärzte, Sachverständige und Gutachter, Kranken- und Rentenkassen, BMA (Bundesministerium für Arbeit und Soziales), BfA, BVA und MDK (Medizinischer Dienst der Krankenversicherung).

Birgitta – in Frührente

Ärzte unterstellten mir oft, dass ich simuliere, weil sie die Ursache der Schmerzen einfach nicht finden konnten. Ich musste letztlich auch meine Arbeit aufgeben. Als Frührentnerin ist man immer isolierter. Wer will auch schon mit einer chronisch Kranken zu tun haben? „Sie haben Fibromyalgie!“, stellt ein Arzt endlich die richtige Diagnose. Die Schmerzen bleiben.

Begutachtung und Berentung

Im Jahr 1996 wurde Fibromyalgie vom BMA in die Begutachtungsrichtlinien im sozialen Entschädigungsrecht und nach dem Schwerbehindertengesetz aufgenommen. Allerdings kann FMS bekanntermaßen nicht objektiv nachgewiesen werden. Anders als beim Bandscheibenschaden oder bei einer Arthrose.

Aus diesem Grund hat der Sachverständigenbeirat des BMA 1998 entschieden, FMS „neurologischen Persönlichkeitsstörungen“ zuzuordnen wie ähnliche Krankheitsbilder mit vegetativen Symptomen, gestörter Schmerzverarbeitung, Leistungseinbußen und Funktionsstörungen ohne primär organischen Befund (CFS, MCS) sowie psychovegetativen oder psychischen Störungen mit reduzierter Erlebnis-/Gestaltungsfähigkeit und sozialen Anpassungsproblemen.

Für die Gutachterbewertung ist die Behinderung und Lebensveränderung infolge von FMS sowie die Bewältigung der Beschwerden von Bedeutung. Dies kann nur durch die exakte Erhebung der Anamnese (Krankengeschichte) und die Dokumentation des Krankheitsverlaufs ermittelt werden. FMS-Patienten mit stark ausgeprägten Beschwerden ertragen in der Regel keine größere körperliche Belastung unter Zeitdruck oder Tätigkeiten mit langem Stehen und Sitzen. Auch monotone motorische Bewegungsabläufe, Schichtarbeit, Arbeit in Zwangshaltungen, Kälte oder Nässe werden kaum toleriert.

Bei leichten und mittelschweren FMS-Verläufen geht man davon aus, dass eine Arbeitszeit von mehr als sechs Stunden täglich zumutbar ist, mit leichter körperlicher und leichter bis mittelschwerer geistiger Anforderung.

Oft können die Betroffenen nicht mehr in ihren zuletzt ausgeübten Berufen arbeiten, bei zumutbaren Anforderungen wäre dies aber durchaus möglich. Ob auf dem Arbeitsmarkt tatsächlich ein derartiger Arbeitsplatz verfügbar ist, ist für die Entscheidung der Gutachter aber unerheblich. So kommen Gutachter und Gerichte zur Einschätzung, dass die zuletzt ausgeübte berufliche Tätigkeit nicht mehr vollschichtig (länger als sechs Stunden täglich) durchgeführt werden kann, aber die genannten Tätigkeiten zumutbar sind. Das wird oft als ungerecht empfunden.

Die Begutachtung nach dem Schwerbehindertengesetz erfolgt nach den genannten Kriterien, um den Grad der Behinderung (GdB) in Prozent festzulegen. Der Bewertungsrahmen für den GdB fußt auf zahlreichen Gerichtsentscheidungen.

- Für leichtere psychovegetative oder psychische Störungen ist ein Bewertungsrahmen von 0 bis 20 Prozent GdB vorgesehen.
- Bei stärker behindernden Störungen mit wesentlicher Einschränkung der Erlebnis-/Gestaltungsfähigkeit (ausgeprägte depressive, hypochondrische, phobische Entwicklungen mit Krankheitswert, somatoforme Störungen) sind 30 bis 40 Prozent GdB gegeben.
- Erst bei schweren Störungen (z. B. schwere Zwangserkrankung) mit mittelgradigen sozialen Anpassungsschwierigkeiten setzt man 50 Prozent GdB an.

Man kann davon ausgehen, dass eine Schwerbehinderung bzw. ein eingeschränktes Leistungsvermögen bei FMS-Patienten von Sozialgerichten nur dann anerkannt werden, wenn
... der Gutachter die Begutachtungstandards der schmerz- und psychotherapeutischen Fachgesellschaften berücksichtigt;
... die vom Patienten vorgebrachte Aktivitätsbeeinträchtigung in Vorbefunden und im Begutachtungsbefund plausibel sind;
... eine nicht ausreichende Verbesserung der Beschwerden und Einschränkungen durch Berichte von Vorbehandlern nachgewiesen sind.

Gerade FMS-Patienten haben häufig damit zu kämpfen, dass Gutachter die Fibromyalgie nicht anerkennen oder die Existenz der Schmerzkrankheit ignoriert wird. Man könnte auch sagen: Der Gutachter interessiert sich nicht für die Erkrankung und die Leidensgeschichte des Patienten, sondern nur für den Grad der Aktivitätsbeeinträchtigung. Man weiß auch, dass erfolgreich durchgesetzte Berentungen keineswegs zur Verbesserung des Krankheitsbildes führen und das Ammenmärchen vom „Rentenbetrüger“ widerlegen. Es bleibt die Befürchtung, dass in Deutschland im Vergleich zu anderen Ländern in Europa bei unverhältnismäßig vielen FMS-Patienten die Berentung abgelehnt wird.

Begutachtung der Berufs- und Erwerbsunfähigkeit

Seit 2001 gelten in der Rentenversicherung der Arbeiter und Angestellten sowie der Alterssicherung der Landwirte folgende Bestimmungen:

- Eine Berufsunfähigkeitsrente kann derzeit nur noch bekommen, wer vor 1961 geboren ist. Die Berufsunfähigkeitsrente beläuft sich auf 1⁄2 wie bei teilweiser Erwerbsminderung (vorher 2/3-Rente).

- Für nach 1961 Geborene gibt es nur noch den Begriff der Erwerbsminderung. Teilweise Erwerbsminderung ist definiert als berufliche Einsetzbarkeit zwischen drei und sechs Stunden pro Tag (Anspruch auf halbe Rente). Die Rente wird immer nur auf drei Jahre befristet bewilligt.
- Die Frage nach einem Berufsbild und der Verweisbarkeit/Zumutbarkeit ist nur noch für diejenigen maßgeblich, die vor 1961 geboren sind oder bei denen es um die Fortsetzung einer Berufsunfähigkeitsrente geht.
- Bezüglich der Zumutbarkeit von Tätigkeiten gibt es Entscheidungen des Bundessozialgerichtes. Zumutbar sind alle Tätigkeiten, die nicht mit einem wesentlichen sozialen Abstieg verbunden sind. Dazu hat das Bundessozialgericht ein Stufenschema entwickelt, das das gesamte Spektrum möglicher Tätigkeiten in Berufsgruppen betrifft (vom ungelernten/angelernten Arbeiter bis zum Facharbeiter mit Vorgesetztenstatus). Als unwesentlich/zumutbar wird ein beruflicher Abstieg um eine Stufe innerhalb dieses Schemas bewertet. Maßgeblich für die Bestimmung des Ausgangsberufes im Stufenschema ist die zuletzt ausgeübte versicherungspflichtige Tätigkeit.

Beruf oder Berufsunfähigkeit?

Manche schwer kranke FMS-Patienten haben keine Wahl. Sie müssen sich wohl oder übel mit ihrer Erwerbsunfähigkeit abfinden. Eine Studie zeigte, dass die Wahrscheinlichkeit, erwerbsunfähig zu werden, bei FMS-Patienten doppelt so hoch ist wie bei Patienten mit anderen Erkrankungen. So schwarz sollte man die Sache nicht sehen!

Besser, Sie setzen alles daran, weiter in Ihrem Beruf zu arbeiten. Der Status des Rentenbeziehers ist nicht das gelobte Land, wo Sie sich unversehens in einem besseren Leben wiederfinden. Kämpfen Sie für den Erhalt Ihrer Arbeitsfähigkeit und für einen weiteren Etappensieg über Ihre Schmerzkrankheit. Wer sich nicht überfordert, seine Leistungsfähigkeit realistisch einschätzt und die Grenzen seiner Merk- und Konzentrationsfähigkeit beachtet, wird noch lange am Berufsleben teilnehmen können. Berufliche Herausforderungen und Aktivitäten machen das Leben abwechslungsreich, verschaffen soziale Kontakte und stärken das Selbstvertrauen. Genau das brauchen Sie. Mit Beharrlichkeit und schrittweise werden Sie kleine Ziele erreichen auf dem Weg zum großen Erfolg. Seien Sie optimistisch. Sie schaffen es.

Infoservice

Deutschland

Deutsche Fibromyalgie-Vereinigung (DFV) e. V.
Waidachshofer Straße 25/Postfach 1140, D-74743 Seckach, Tel/Fax +49-(0)6292-9287-58/-61, Beratungstelefon: 06292-928760, info@fibromyalgie-fms.de, www.fibromyalgie-fms.de

Fibromyalgie-Liga Deutschland (FLD) e. V.
Monika Jäger, Friedenstraße 36, D-57392 Schmallenberg, Tel/Fax +49-(0)2974-833-607/-610, info@fibromyalgie-liga.de, www.fibroliga.alfahosting.org

Deutsche Rheuma-Liga Bundesverband e. V.
Maximilianstraße 14, D-53111 Bonn, Tel/Fax +49-(0)228-7660-60/-620, bv@ rheuma-liga.de, www.rheuma-liga.de

Deutsche Schmerzliga e. V.
Adenauerallee 18, D-61440 Oberursel, Tel/Fax 0700-375-375-375/-38, info@schmerzliga.de, www.schmerzliga.de

Bundesverband Deutsche Schmerzhilfe e.V.
Sietwende 20, D-21720 Grünendeich, Tel/Fax +49-(0)4142-8104-34/-35, geschaeftsstelle@schmerzhilfe.org

Deutsche Schmerzgesellschaft e.V.
Alt-Moabit 101 b, D-10559 Berlin, Tel/Fax +49-(0)30-39409689-0/-9, info@dgss.org, www.dgss.org

Deutsche Gesellschaft für Schmerztherapie e.V.
Adenauerallee 18, D-61440 Oberursel, Tel/Fax +49-(0)6171-2860-0/-69, info@dgschmerztherapie.de

Deutsche Gesellschaft für psychologische Schmerztherapie und -forschung e.V.
Von-Melle-Park 5, D-20146 Hamburg, Tel +49-(0)40/-283-85374, rklinger@uni-hamburg.de, www.dgpsf.de

Interdisziplinäre Gesellschaft für psychosomatische Schmerztherapie (IGPS)
An den Heilquellen 2, D-79111 Freiburg, Tel/Fax +49-(0)761-888-59-5950/-5869, S.Maechner@fachklinik-freiburg.de, www.igps-schmerz.de

Forum Schmerz, Deutsches Grünes Kreuz e. V.
Nikolaistraße 3, D-35037 Marburg, dgk@dgk.de, www.forum-schmerz.de

Deutsche Migräne- und Kopfschmerzgesellschaft (DMKG) e.V.
Marchioninistraße 15, D-81377 München, Tel/Fax +49-(0)89-5160-2307/2456/-4915, dmkg@med.uni-muenchen.de, www.dmkg.de

Deutsche Gesellschaft für ärztliche Hypnose und Autogenes Training (DGÄHAT) e.V.
Postfach 1365, D-41436 Neuss, Tel/Fax +49-(0)2131-4633-70/-71, info@dgaehat.de, www.dgaehat.de

Bundesverband der deutschen Rückenschulen (BdR) e.V.
Lister Straße 27, D-30163 Hannover, Tel/Fax +49-(0)511-350-2730/-5866, info@bdr-ev.de, www.bdr-ev.de

Deutsche Gesellschaft für Entspannungsverfahren (DG-E)
Geschäftsstelle c/o Dipl.-Psych. Dr. C. China Blanckstraße 3, D-23564 Lübeck, Tel/Fax +49-(0)3212-7070533, geschaeftsstelle@dg-e.de, www.dg-e.de

Deutsche Gesellschaft für Psychosomatische Medizin und Ärztliche Psychotherapie (DGPM) e.V.
Jägerstraße 51, D-10117 Berlin, Tel/Fax +49-(0)30-206-48243/-53961, info@dgpm.de, www.dgpm.de

Deutscher Verband für Physiotherapie, Zentralverband der Physiotherapeuten/Krankengymnasten (ZVK) e.V.
Deutzer Freiheit 72–74, D-50679 Köln, Tel/Fax +49-(0)221-981-027-0/-25, info@zvk.org, www.physio-deutschland.de

Deutsche Gesellschaft für Schlafforschung und Schlafmedizin (DGSM)
HEPHATA-Klinik, Schimmelpfengstraße D-34613 Schwalmstadt-Treysa, Tel/Fax +49(0)66912733/2823, DGSM-Geschaeftsstelle@t-online.de, www.charite.de/dgsm/dgsm

Berufsverband der Yogalehrenden in Deutschland (BDY.) e.V.
Jüdenstraße 37, D-37073 Göttingen, Tel/Fax +49-(0)551-797744-0/-66, info@yoga.de, www.yoga.de

Deutscher Dachverband für Qigong und Taijiquan (DDQT) e.V.
Am Leinekanal 4, D-37073 Göttingen, Tel +49-(0)551-201-99-01, info@ddqt.de, www.ddqt.de

Deutsche Gesellschaft für Ernährung (DGE)
Godesberger Allee 18, D-53175 Bonn, Tel/Fax +49-(0)228-3776-600/-800, info@dge-medizinservice.de, www.dge.de

Österreich

Österreichische Rheumaliga
Dorfstraße 4, A-5761 Maria Alm, Tel +43-(0)699-1554-1679, info@rheumaliga.at, www.rheumaliga.at

Selbsthilfegruppe Fibromyalgie
Helga Burger, Tel +43-(0)664-860-7656, mail@shg-fibromyalgie.com, http://members.aon.at/fibromyalgie/index2.htm

Physio Austria – Bundesverband der ErgotherapeutInnen Österreichs
Linke Wienzeile 8/28, A-1060 Wien, Tel/Fax +43-(0)1-587-99-51/-30, office@physioaustria.at, www.physioaustria.at

Österreichische Gesellschaft für Schlafmedizin und Schlafforschung (ÖGSMSF)
Anichstraße 35, A-6020 Innsbruck, Tel/Fax +43(0)51250423811/23842, sekretariat@schlafmedizin.at, www.schlafmedizin.at

Yoga Austria (BYO)
Neustiftgasse 14/St.2/II, A-1070 Wien, Tel +43-(0)1-5053695, www.yoga.at

Österreichische Gesellschaft für Ernährung (ÖGE)
c/o AGES, Bürotrakt WH, Spargelfeldstraße 191, A-1220 Wien, Tel/Fax +43-(0)1-714-7193/-718-6146, info@oege.at, www.oege.at

Schweiz

Schweizerische Fibromyalgie-Vereinigung
Avenue des Sports 28, CH-1400 Yverdon-les-Bains, Tel/Fax +41-(0)24 425 95 75/77/-76, info@suisse-fibromyalgie.ch, www.fibromyalgie.ch (frz.)

Fibromyalgie Forum Schweiz (FFS)
Mittlerer Kreis 10, CH-4106 Therwil, Tel +41-(0)61-711-0140, info@fibromyalgieforum.ch, www.fibromyalgieforum.ch

Rheumaliga Schweiz
Josefstrasse 92, CH-8005 Zürich, Tel +41-(0)44-487-40-00/-19, info@rheumaliga.ch, www.rheumaliga.ch

Prof. Dr. Dr. med. Johann A. Bauer
Falkenweg 1, CH-6340 Baar, Tel/Fax +41-(0)41-763-16-60/-61, office@fms-bauer.ch, www.fms-bauer.com

Schweizerischer Verband für Gesundheitssport und Sporttherapie (SVGS)
Bolgenstrasse 2, CH-7270 Davos Platz, Tel +41-(0)81-413-14-75, info@svgs.ch, www.svgs.ch

Schweizerische Ärzte- und Psychotherapeutengesellschaft für Autogenes Training und verwandte Verfahren (SGAT/SSTA)
Keltenweg 21, CH-4148 Pfeffingen, Tel/Fax: +41-(0)61-751-6555, sekretariat@sgat.ch, www.sgat.ch

Schweizerische Gesellschaft für Schlafforschung, Schlafmedizin und Chronobiologie (SGSSC)
Universitätsspital Zürich, Rämisstrasse 100, CH-8091 Zürich, johannes.mathis@insel.ch, www.swiss-sleep.ch

Yoga Schweiz
Aarbergergasse 21, CH-3011 Bern, Tel/ Fax +41-(0)3131107-17/-11, info@yoga.ch, www.yoga.ch

Schweizerische Gesellschaft für Ernährung (SGE)
Postfach 8333, CH-3001 Bern, Tel/Fax +41-(0)31-38500-00/-05, info@sge-ssn.ch, www.sge-ssn.ch

Internet

www.schlafstoerungen-online.de
www.machmit-5amtag.de
www.walkingonline.de/nwtreffs.htm
www.psychosomatik-schmerzen.de
www.sanego.de (Arztbewertung)
www.move-austria.at/tipps/selbsthilfegruppen/fibromyalgie
www.myalgia.com (Fibromyalgia Information Foundation, FIF)
www.nfra.net (National Fibromyalgia Research Association)
www.afsafund.org (amerikanische Fibromyalgie-Gesellschaft)
www.fmnetnews.com (Fibromyalgia Network, besteht seit 1988)

Lektüre

Karen-Katrin Gutsche: Fibromyalgie – jeden Tag neu beginnen. 7. Aufl. Deutsche Rheuma-Liga, Bonn 2012 (Die Broschüre wird gegen Einsendung der Portokosten von der Rheuma-Liga zugeschickt.)
Thomas Weiss: Kursbuch Fibromyalgie. Südwest, München 2012
Eberhard J. Wormer: Beschwerden A–Z. Rasch richtig reagieren. Lingen, Köln 2013
Eberhard J. Wormer: Rückenschule. Aktiv · stark · dynamisch. Lingen, Köln 2013
Germaine Schneider, Eberhard J. Wormer: Yoga. Konzentriert · stabil · entspannt. Lingen, Köln 2013
Eberhard J. Wormer: Autogenes Training. Abschalten · entspannen · regenerieren. Lingen, Köln 2013
Eberhard J. Wormer: Reflexzonen. Heilmassage für die Füße. Lingen, Köln 2013
Eberhard J. Wormer: Gesund essen. Genuss mit Schutzeffekt. Lingen, Köln 2013
Eberhard J. Wormer: Klostermedizin. Heilkunde und Lebenskunst. Lingen, Köln 2013
Eberhard J. Wormer: Gut schlafen. Erholsame Nächte. Lingen, Köln 2013

Leitlinien

Kurzfassung der Leitlinie „Fibromyalgiesyndrom: Definition, Pathophysiologie, Diagnostik und Therapie“ (pdf)
Langfassung der Leitlinie „Fibromyalgiesyndrom: Definition, Pathophysiologie, Diagnostik und Therapie“ (pdf)
Patientenleitlinie „Fibromyalgiesyndrom: Definition, Pathophysiologie, Diagnostik und Therapie“ (pdf)
Download: www.awmf.org/leitlinien/detail/ll/041-004.html

Der Autor

Dr. med. Eberhard J. Wormer studierte Germanistik, Geschichte, Sozialwissenschaften und Medizin. Nach der Approbation und Promotion arbeitete er als Arzt und in medizinischen Verlagen. Bevorzugte Arbeitsgebiete sind Ratgeber und Handbücher, Lexika sowie fachbezogene Publikationen zu den Themen Medizin, Gesundheit, Naturwissenschaft, Medizingeschichte und Biografien. Dr. Wormer lebt und arbeitet in München.

Register

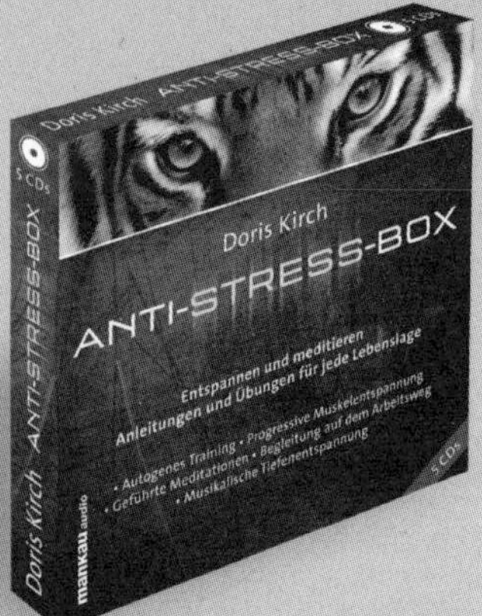

Doris Kirch

ANTI-STRESS-BOX

Entspannen und meditieren
Anleitungen und Übungen für jede Lebenslage

UVP 29,95 €
5 Audio-CDs, ca. 277 Min.
ISBN 978-3-938396-40-7

„Gut nachvollziehbare Anleitungen und die angenehme Stimme von Doris Kirch machen dem Stress schnell den Garaus."
Hannoversche Allgemeine Zeitung

„Auftanken, entspannen, zur Ruhe kommen, Sand unter den Füßen spüren ... Urlaubsgefühl. Das kann man jeden Tag genießen: mit den Meditationen von Doris Kirch (...) – locker bleiben kann gelernt werden." praxis+recht

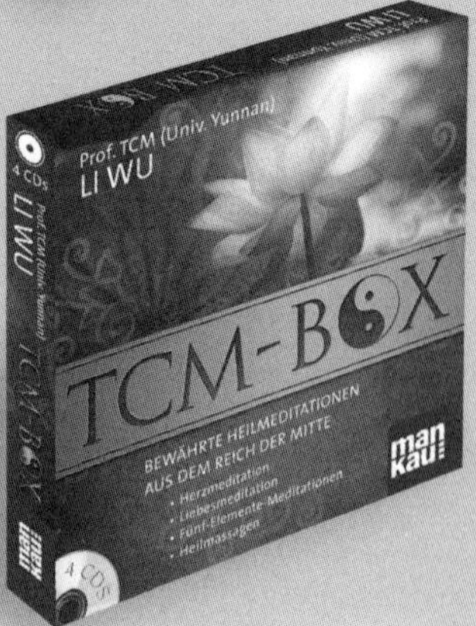

Prof. TCM (Univ. Yunnan) Li Wu

TCM-BOX

Bewährte Heilmeditationen aus dem Reich der Mitte

UVP 29,95 €
4 Audio-CDs, 16-seitiges Booklet, ca. 204 Min.
ISBN 978-3-86374-187-7

Nutzen Sie das jahrtausendealte, wertvolle Heilwissen der Traditionellen Chinesischen Medizin (TCM) zur Anregung der Lebensenergie Qi. Die „TCM-Box" enthält vier Meditations-CDs für die innere Sammlung, Stärkung und Heilung.
CD 1: Herzmeditation (ca. 37 Min.)
CD 2: Liebesmeditation (ca. 38 Min.)
CD 3: Fünf-Elemente-Meditationen (ca. 56 Min.)
CD 4: Heilmassagen (ca. 73 Min.)

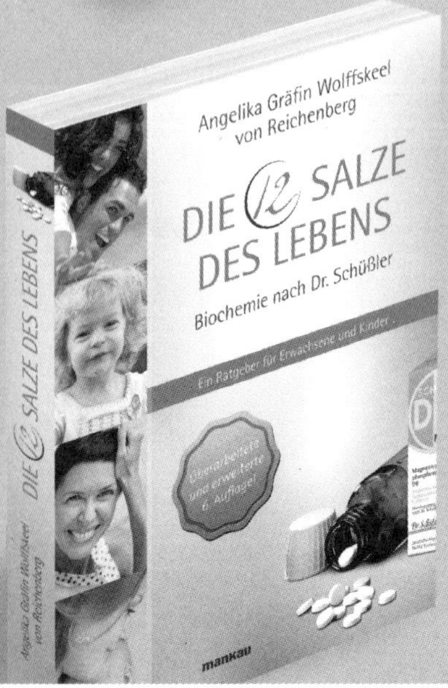

Angelika Gräfin Wolffskeel von Reichenberg

DIE 12 SALZE DES LEBENS

Biochemie nach Dr. Schüßler
Ein Ratgeber für Erwachsene und Kinder

14,95 € (D) / 15,40 € (A)
6. überarbeitete und erweiterte Auflage
ISBN 978-3-86374-086-3

„Mit seiner ausführlichen und kompetenten Aufbereitung erfüllt dieses Buch alle Anforderungen an ein Standardwerk und sollte daher in keiner Behandlerpraxis oder Hausapotheke fehlen." Prisma

„Ein Helfer in allen Lebenslagen: Angelika Gräfin Wolffskeel von Reichenberg erläutert allgemein die Mineralsalz-Therapie und gibt viele nützliche Tipps für Beschwerden von A bis Z, auch bei Kindern." Für Sie

„Natürlich ersetzen Schüßler-Salze keinen ausgebildeten Mediziner, aber sie können – frühzeitig angewandt – helfen, ankommende Krankheiten zu bekämpfen und das Immunsystem zu stärken. Dieses Buch erläutert Funktionsweisen und Indikationen. Es gehört in jede häusliche Bibliothek. Bewertung: ★★★★★" www.lesenblog.de

Unsere Bücher erhalten Sie bei Ihrem Buchhändler!
Besuchen Sie auch unsere Internetseite mit Bestellmöglichkeit, Internetforum, Leseproben, Veranstaltungstipps und Newsletter: www.mankau-verlag.de

man kau